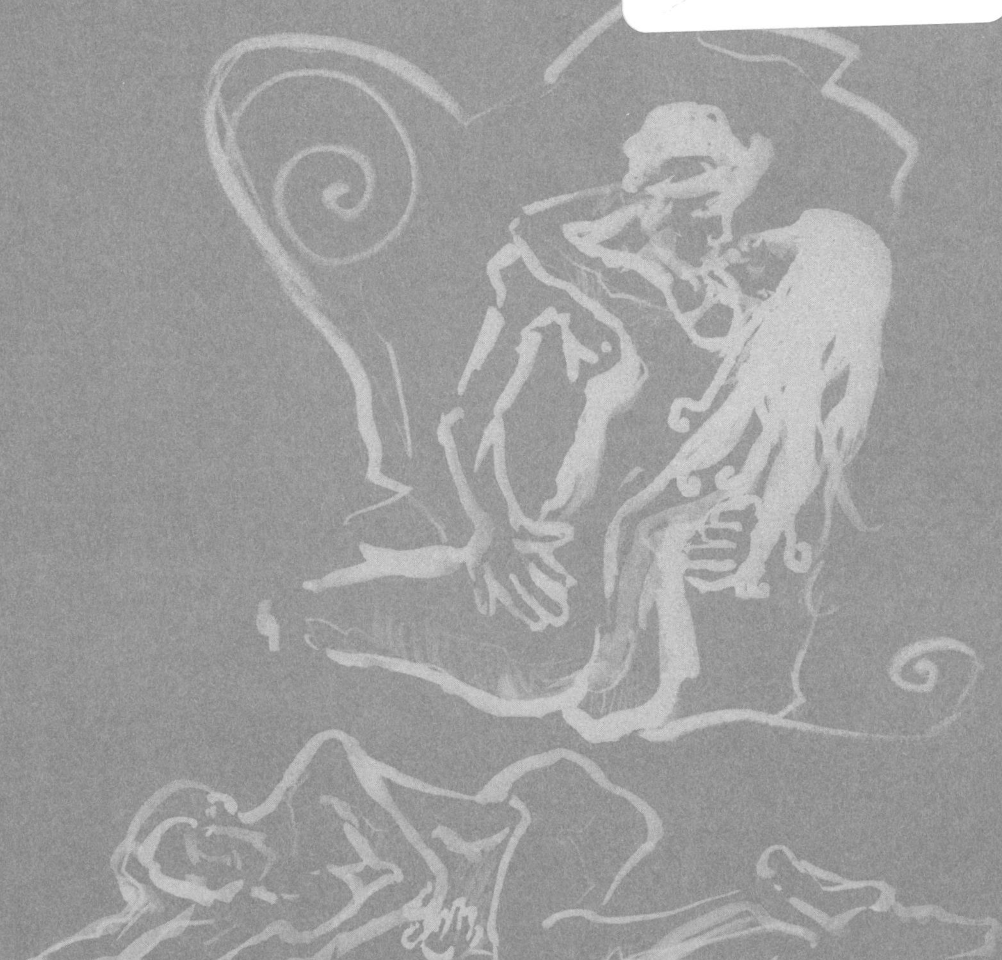

Mathias Jung

Liebesrausch und Liebeskater

Lust und Last der Sexualität

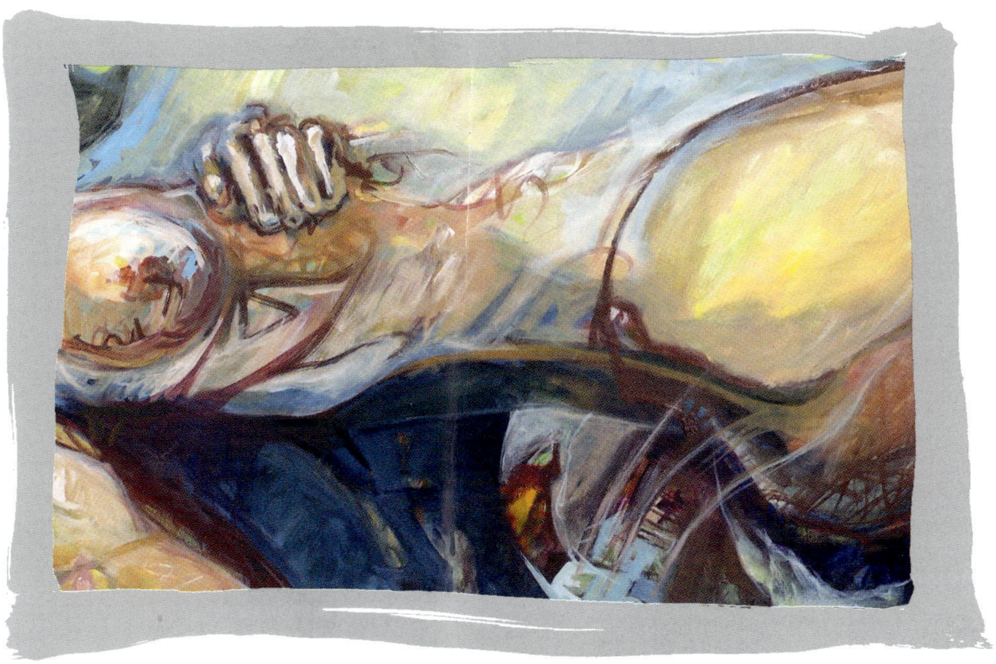

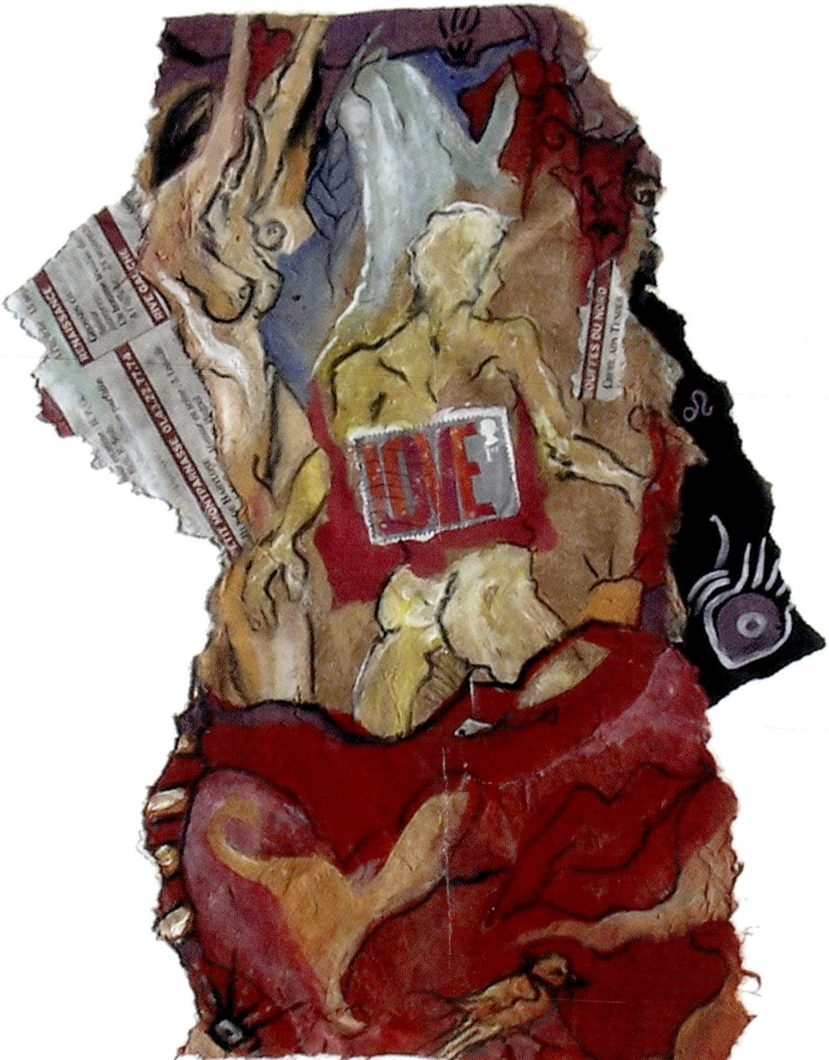

Mathias Jung

Liebesrausch und Liebeskater

Lust und Last der Sexualität

Mit Illustrationen von Andrea Montermann

Ihr Weisen,
Hoch und tief gelahrt,
Die ihr's ersinnt und wisst,
Wie, wo und wann sich alles paart?
Warum sich's liebt und küsst?
Ihr hohen Weisen, sagt mir's an!
Ergrübelt, was mir da,
Ergrübelt mir, wo, wie und wann,
Warum mir so geschah?

Gottfried August Bürger (1747–1794)

ISBN 3-89 189-132-6
1. Auflage 2006
Illustrationen: Andrea Montermann
Umschlaggestaltung: Andrea Montermann
Inhaltliche Gestaltung/Layout: Andrea Montermann und Martin Gutjahr-Jung
Gesamtherstellung: Kösel, Krugzell

Inhalt

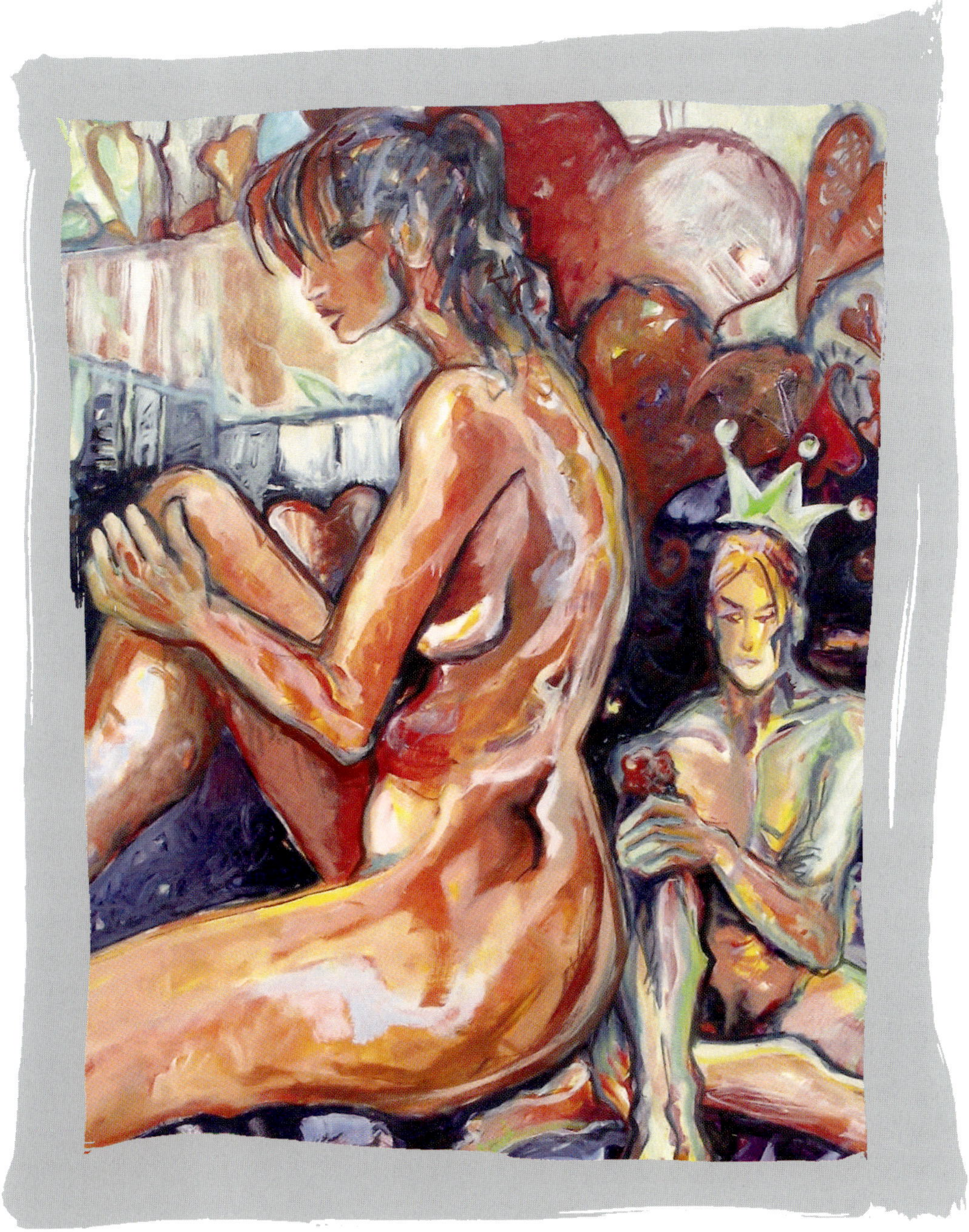

Wie jede Grete ihren Hans findet.

Wie jede Grete ihren Hans findet

Zur Metaphysik der Geschlechtsliebe

Dein sünd'ger Mund ist meine Totengruft,
Betäubend ist sein süßer Atemduft,
Denn meine Tugenden entschliefen.
Ich trinke sinnberauscht aus seiner Quelle
Und sinke willenlos in ihre Tiefen,
Verklärten Blickes in die Hölle.

Mein heißer Leib erglüht in seinem Hauch,
Er zittert, wie ein junger Rosenstrauch,
Geküsst vom warmen Maienregen.
Ich folge Dir ins wilde Land der Sünde
Und pflücke Feuerlilien auf den Wegen,
Wenn ich die Heimat auch nicht wiederfinde …

Else Lasker-Schüler

„Nur Tote haben keinen Sex“, las ich einmal auf einem Graffito. Der Tanz um die Lust hat uns alle im Griff. Wie der stärkste Trieb der Welt (nach Essen und Trinken) Frauen und Männer animiert und bedrängt, das bekomme ich Schwarz auf Weiß in unseren Paarseminaren mit. Meine Schwester, die Konstanzer Diplompsychologin Dr. Maria Theresia Jung, und ich führen sie mehrmals jährlich im Gesundheitszentrum Dr.-Max-Otto-Bruker-Haus in Lahnstein (bei Koblenz) durch. Wir bitten dabei die Paare, ihre sexuellen Fragen und Themenwünsche anonym auf einen Zettel zu schreiben und darüber, jeweils vom Partner getrennt, in zwei kleinen Gruppen freimütig zu sprechen. Das Thema Sex ist, so zeigen es diese Zettel, unerschöpflich.

Männer fragen:
Wie schafft es ein Mann, seinen Orgasmus zurückzuhalten, wenn er in Ekstase kommt? Ich möchte gerne mit Penelope Cruz schlafen. Wo treibst Du es mit Deiner Partnerin? Gibt es eine Sexualität ohne Ejakulation? Ich habe zu starkes Verlangen. Ich möchte es mit meiner Frau gerne „französisch“ machen. Sie ist ablehnend. Wie könnte ich sie dazu bewegen? Wie verhindere ich einen vorzeitigen Samenerguss? Wie lang muss das Vorspiel sein? Ich möchte gerne „harte“ Sexualität. Ich bekomme mit einem Kondom keinen Orgasmus. Liegt das am Kondom oder an der Abneigung gegen es? Ich habe Lust auf eine andere Frau. Wo liegt die erogenste Zone bei einer Frau? Was ist im Sex erlaubt? Wie lange kann ein Mann ohne Sex auskommen, wenn die Frau sich verweigert? Gibt es Sex ohne Liebe? Gibt es Liebe ohne Sex?

An den Fragen wird deutlich: Die Sache ist kompliziert. Sie verlangt Auseinandersetzungen und Bemühungen.

Frauen fragen:
Was empfinden Männer beim Sex? Kann eine Außenbeziehung eine Ehe bereichern? Sollte man einen Seitensprung auf jeden Fall beenden? Hat jemand Erfahrung mit tantrischem Sex? Können Männer auch kuscheln, ohne an Sex zu denken? Gibt es multiple Orgasmen auch beim

Mann? Wo sind die Verrücktheiten und Wildheiten im Sex geblieben? Wie finde ich sie wieder? Warum bekomme ich nur bei der Selbstbefriedigung einen Orgasmus? Habt ihr anderen Frauen Erfahrungen mit „Hilfsmitteln" wie Vibrator oder ähnlichen Geräten? Ich habe Lust auf Sex mit einem anderen Mann. Ich wünsche mir Sex mit zwei Männern gleichzeitig. Wie gefällt Euch Oralsex? Was würdet Ihr gerne mal ausprobieren? Ich habe seit dreizehn Jahren keinen Sex mehr, bin ich anormal? Hat jemand Erfahrungen mit erotischen Fesselspielen gemacht? Ich habe kaum noch Lust auf Sex und kann mich auch selten fallen lassen. Geht es anderen auch so?

Die sexuelle Revolution hat den Eros entfesselt wie in keiner Gesellschaft vor uns. Erstmals wagen Frauen und Männer, über ihre erotischen Konflikte zu sprechen. Als der Pharmakonzern Pfitzer 2003 im Rahmen seiner weltweiten „Global Study" dreißigtausend Menschen zu ihrem Sexleben befragte, stellte sich Folgendes heraus: Vierzig Prozent der Männer und fünfundvierzig Prozent der Frauen gaben an, sie hätten ein sexuelles Problem. Die Frauen plagte die Lustlosigkeit, die Männer der zu schnelle Orgasmus oder Erektionsprobleme.

Der „Erfinder" dieses befreiten Redens über Sexualität war Alfred Kinsey, der 1948 und 1953 in zwei großen Erhebungen das alltägliche Sexualverhalten seiner amerikanischen Mitbürger erforschte. Er löste damit bei der amerikanischen Rechten, dem Vatikan und den evangelischen Kirchen alles von Empörung bis zur Weißglut aus. Man kann die Stimmung jener Zeit beim Lesen des Romanes „Doktor Sex" von T. C. Boyle (im Original *The Inner Circle*) nachempfinden – das Buch ist auch verfilmt worden. Kinsey ließ sich von der rigiden Moral seiner Epoche nicht einschüchtern. Er räumte mit Ängsten, Mythen und Verklemmungen auf. Kinsey eröffnete den Ausgang aus der sexuellen Unmündigkeit und half, die Diskriminierung des Eros durch die Amtskirchen zu beenden.

Der Sexualwissenschaftler war von einem Optimismus beflügelt, der uns heute anrührend naiv erscheint. Kinsey bekundete: „Die Annahme scheint berechtigt, dass der tägliche Orgasmus im Bereich der Kapazität des durchschnittlichen Mannes liegt und dass die täglichen Frequenzen, die bei einigen Primaten beobachtet wurden, auch für einen Großteil menschlicher Populationen möglich wären, wenn die sexuelle Aktivität nicht eingeschränkt würde."

Auch wenn Jahrzehnte später die Entdeckung der Pille zur Empfängnisverhütung scheinbar den „Genuss ohne Reue" und die sexuelle Selbstbestimmung der Frauen ermöglichte und mittlerweile die Leistungspille Viagra auch die Männer mobilisiert, überwiegt heute immer noch in vielen Ehen der Schlaf den Beischlaf. Zwei Drittel der von uns in den Paarseminaren befragten Frauen und Männer bewerteten ihre Sexualität mit den Noten „genügend" und „ungenügend". Wie groß immer noch die Not ist, zeigt die Allgegenwart der Prostitution – und die Anzahl pornografischer Internetseiten. Wie DER SPIEGEL (42/2005) dokumentiert, surfen frustrierte Männer, aber auch Frauen jährlich auf geschätzten 1,3 Millionen Porno-Websites mit insgesamt 260 Millionen Einzelseiten.

Der Geschlechtstrieb basiert auf der Fortpflanzung. So einfach und so kompliziert ist das. Der Philosoph Arthur Schopenhauer (1788–1860) hat in den Ergänzungen zum vierten Buch seines Jahrhundertwerkes *Die Welt als Wille und Vorstellung* zeitlose Erkenntnisse beigesteuert. Er spricht von der „Metaphysik der Geschlechtsliebe". Der Philosoph zielt damit auf das, was hinter den nie enden wollenden erotischen Inszenierungen des Menschen steckt: „der Wille zum Leben schlechthin".

Schopenhauer hat seine Beobachtungen mit schneidendem Sarkasmus formuliert: „Denn alle Verliebtheit, wie ätherisch sie sich auch gebärden mag, wurzelt allein im Geschlechtstrieb, ja ist durchaus nur ein näher bestimmter, spezialisierter, wohl gar im strengsten Sinn individualisierter Geschlechtstrieb ... Wozu der Lärm, wozu das Drängen, Toben, die Angst und die Not? Es handelt sich ja bloß darum, dass jeder Hans seine Grete finde". Wie das? Schopenhauer: „Es ist keine Kleinigkeit, worum es sich hier handelt, vielmehr ist die Wichtigkeit der Sache dem Ernst und Eifer des Treibens vollkommen angemessen. Der Endzweck aller Liebeshändel... ist die Zusammensetzung der nächsten Generation."

Nach Schopenhauer ist die wachsende Zuneigung zweier Liebender in Wahrheit der Lebenswille des neuen Individuums, welches sie zeugen können: „Was aber zuletzt zwei Individuen verschiedenen Geschlechts mit solcher Gewalt ausschließlich zueinander zieht, ist der in der ganzen Gattung sich darstellende Wille zum Leben." Während der Verliebte sich in seiner Entscheidung zum Partner frei wähnt und nur den eigenen Genuss im Auge hat, dient er, biologisch gesehen, den Interessen der Gattung.

Die Funktionen der Fortpflanzung grundieren die Sexualität. Gleichzeitig bildet der Eros die Schnittstelle zwischen Instinkt und kultureller Überhöhung. Das macht die Ambivalenz des Sexuellen aus. C. G. Jung rückt diese Doppeldeutigkeit des Sexus mit zwei kritischen Bemerkungen ins Bild: „Die Sexualität ist nicht bloß eine Triebhaftigkeit, sondern auch eine unzweifelhaft schöpferische Macht, die nicht nur Grundursache unseres individuellen Lebens, sondern auch ein sehr ernstzunehmender Faktor in unserem psychischen Leben ist" (Gesammelte Werke 8,68 f.). Aber auch (in GW 9/1,359): „Wer die Instinkte übersieht, der wird von ihnen aus dem Hinterhalt überwältigt."

Dass jede Grete ihren Hans findet, dieses brennende, dem Gedeihen der Gemeinschaft unerlässliche Anliegen, hat schon die Frauen und Männer der Antike in Atem gehalten. Griechen und Römer erfanden dazu Liebesgöttinnen wie Aphrodite und Venus. Die ältesten Statuen in Athen zeigen die *Aphrodite Kallipygos*, (*kallos, schön; pygos, der Hintern*) als nackte Liebesgöttin „mit den schönen Hinterbacken". Es waren in erster Linie Frauen, die sich in Liebesdingen an Aphrodite wandten und sich mit Opfergaben bei ihr bedankten. Als Pendant zur schönen Aphrodite erfanden die Männer *Dionysos* als männliches Kraftpaket ekstatischer Liebe. Er verkörperte die phallische Potenz und forderte die Liebenden zu Rausch und sexuellen Orgien auf. Die Römer verehrten in der Venus die Kraft der sinnlichen Begierde. Genoss ein Römer Sex, so sagte er, „Ich mache die Venus" (*Veneren exercio*). Lukrez begrüßte die römische Liebesgöttin mit den Worten: „Das ist Venus für uns, die als Liebe erscheint: Nur ein Tropfen venusischen Begehrens, der unser Herz getroffen hat, und schon ist aller Kummer dahin." Amor galt den Römern als der Gott, der Frauen und Männer mit dem Liebespfeil traf und verkuppelte. So sprechen die Franzosen noch heute vom Beischlaf als dem „faire l'amour", also eigentlich vom „Amor machen".

Demgegenüber hat die Amtskirche seit jeher nur Last mit der Lust. Paulus und Augustinus beschworen mit dem Konstrukt der „Erbsünde" die Verderbtheit des Menschen. Sie definierten sie vor allem sexuell. Adam und Eva, so meinte der Kirchenvater Augustinus (354–430) hätten sich vor dem „Sündenfall" ihrer Nacktheit nicht geschämt. Sie hätten nämlich keine sexuelle Anziehung gespürt und somit keine „sündhaften Vorstellungen" gehegt. Gott habe, so Augustinus, im Sinne gehabt, Adam und Eva sich ohne Wollust fortpflanzen zu lassen, sozusagen rein mechanisch.

Wie das hätte stattfinden können, erläuterte der sexualneurotische Bischof von Hippo, wie ich in meinem Buch *Augustinus. Das Drama von Glauben und Vernunft* (emu Verlag, 2000), dargestellt habe, an abwegigen Beispielen: „Besitzt doch auch, wie wir wissen, die Natur mancher Menschen von der Regel weit abweichende Eigenschaften, die wir wegen ihrer Seltsamkeit anstaunen. Denn sie können mit ihren Gliedern allerlei verrichten, was anderen ganz unmöglich ist ... So können einige ihre Ohren bewegen, entweder nur eines oder beide zugleich. Andere gibt es, die die ganze Kopfhaut, so weit die Haare reichen, zur Stirne vorschieben und wieder zurückziehen, so oft sie wollen, ohne den Kopf zu bewegen ... Wenn also auch jetzt noch manchen Leuten ... der Leib in allerlei Bewegungen und Regungen, dem gewohnten Lauf der Natur zuwider, wunderbar zu Diensten steht, warum sollten wir dann nicht glauben, dass *vor* der Sünde des Ungehorsams und der deswegen verhängten Strafe die menschlichen Glieder ohne Wollustgefühl dem menschlichen Willen hätten dienstbar sein können?"

Wenn nach Augustinus die „Erbsünde" im sexuellen Akt auf das Kind übertragen wird, pflanzt sich in der Lust auch das Böse fort. Die sexuelle Neurose der Kirche schlägt sich noch zweitausend Jahre später in der offiziellen Verlautbarung der katholischen Bischofskonferenz über Geschiedene nieder: „Auch katholische Geschiedene, die wieder geheiratet haben, können von ihrer Sünde losgesprochen werden und die Kommunion empfangen. Voraussetzung ist, sie müssen in ihrem Eheleben auf Sex verzichten. Statt in geschlechtlicher Liebe sollten diese Paare ihre Beziehung in Freundschaft und Wertschätzung leben. Beim Empfang der Sakramente sollten sie sich jedoch in eine Kirche begeben, in der sie unbekannt sind, um einen Skandal zu vermeiden."

Noch 1961 befand der katholische Priester Heribert Jone in seinem Standardwerk *Katholische Moraltheologie auf das Leben angewandt* (Paderborn 1961, 18. Auflage): „Wegen ihres verschiedenen Einflusses auf die Erregung geschlechtlicher Lust werden die Körperteile eingeteilt in ehrbare (Gesicht, Hände, Füße), sog. weniger ehrbare (Brust, Arme, Schenkel), sog. unehrbare (Geschlechtsteile und Partien, die ihnen sehr nahe sind)." Der Theologe warnte allen Ernstes: „Berührungen weniger ehrbarer Teile sind gewöhnlich Todsünden, wenn Personen des anderen Geschlechts in Frage kommen... Bei Personen des anderen Geschlechts unehrbare Teile anschauen, ist Todsünde, ausgenommen, wenn es fast unversehens und flüchtig oder kurz und von weitem geschieht... Zungenküsse sind gewöhnlich eine Todsünde."

Was der Begriff „Todsünde" beinhaltet, erläutert der vom früheren Kardinal Ratzinger (und heutigen Papst Benedikt XVI.) 1993 federführend herausgegebene *Katechismus der Katholischen Kirche* so: „Wenn sie nicht durch Reue und göttliche Vergebung (katholische Beichte und priesterliche Absolution – M. J.) wieder gutgemacht wird, verursacht sie den Ausschluß aus dem Reiche Christi und den ewigen Tod in der Hölle."

Wenn der Sexus, wie Schopenhauer konstatiert, die Erscheinung des Willens zum Leben schlechthin bedeutet, dann ist die kirchliche Sexualangst lebensfeindlich. Friedrich Nietzsche kritisierte denn auch: „Die Kirche gab dem Eros Gift zu trinken. Er starb zwar nicht daran, aber er entartete zum Laster."

Heute bestätigt die Gehirnphysiologie den Zusammenhang von Eros und Fortpflanzung. Die US-Anthropologin Helen Fisher, Autorin des Buches *Warum wir lieben* (Düsseldorf 2006), erläuterte die Chemie der Leidenschaft in einem SPIEGEL-Interview (9/2005) anhand einer Testserie an der Rüttgers-Universität in New Jersey: „Wir haben den Testpersonen im Kernspintomographen zunächst ein Foto ihrer oder ihres Geliebten, dann das einer für sie neutralen Person gezeigt. In beiden Hirnscans lassen sich zwei Hirnregionen identifizieren, die offenbar für das Gefühl des Verliebtseins zuständig sind: Das ventrale Tigmentum, das auch beim Orgasmus aktiv ist, und das limbische System. Hohe Konzentrationen der Botenstoffe Dopamin und Noradrenalin und ein niedriger Serotonin-Spiegel charakterisieren das Gehirn Verliebter. Hitzige Energie, freudige Erregung bis zur Ekstase und Raserei, vermehrtes Schwitzen und Schmetterlinge im Bauch sind die Folgen des Hormonrausches."

Was soll der hormonelle Wahnsinn? Fisher: „Tatsächlich habe ich lange gedacht, dass es die Natur bei der Liebe übertrieben hat. Inzwischen aber glaube ich, dass Verliebtsein entstanden ist, damit wir uns bei der Fortpflanzung auf einen Partner konzentrieren. Das spart Zeit und Energie... Die erhöhte Dopaminkonzentration kurbelt dabei die Produktion des Sexualhormons Testosteron an. Frisch Verliebte verlassen das Schlafzimmer ja auch nur ungern."

Natürlich reicht dieses biologiezentrierte Modell der Sexualität nicht zur Deutung des komplexen Phänomens der erotischen Liebe. Guter Sex ergibt sich nicht von allein, sondern will gelernt sein. Nicht von ungefähr tun sich Twens und Teenies beim „ersten Mal" oft so schwer. „Ich habe vor Angst geschwitzt wie vor einer Prüfung", bekannte die Gymnasiastin Corinna (Name, wie alle folgenden, geändert) in meiner Praxis: „Nachher war ich schrecklich erleichtert, aber ich habe noch viele Fragen."

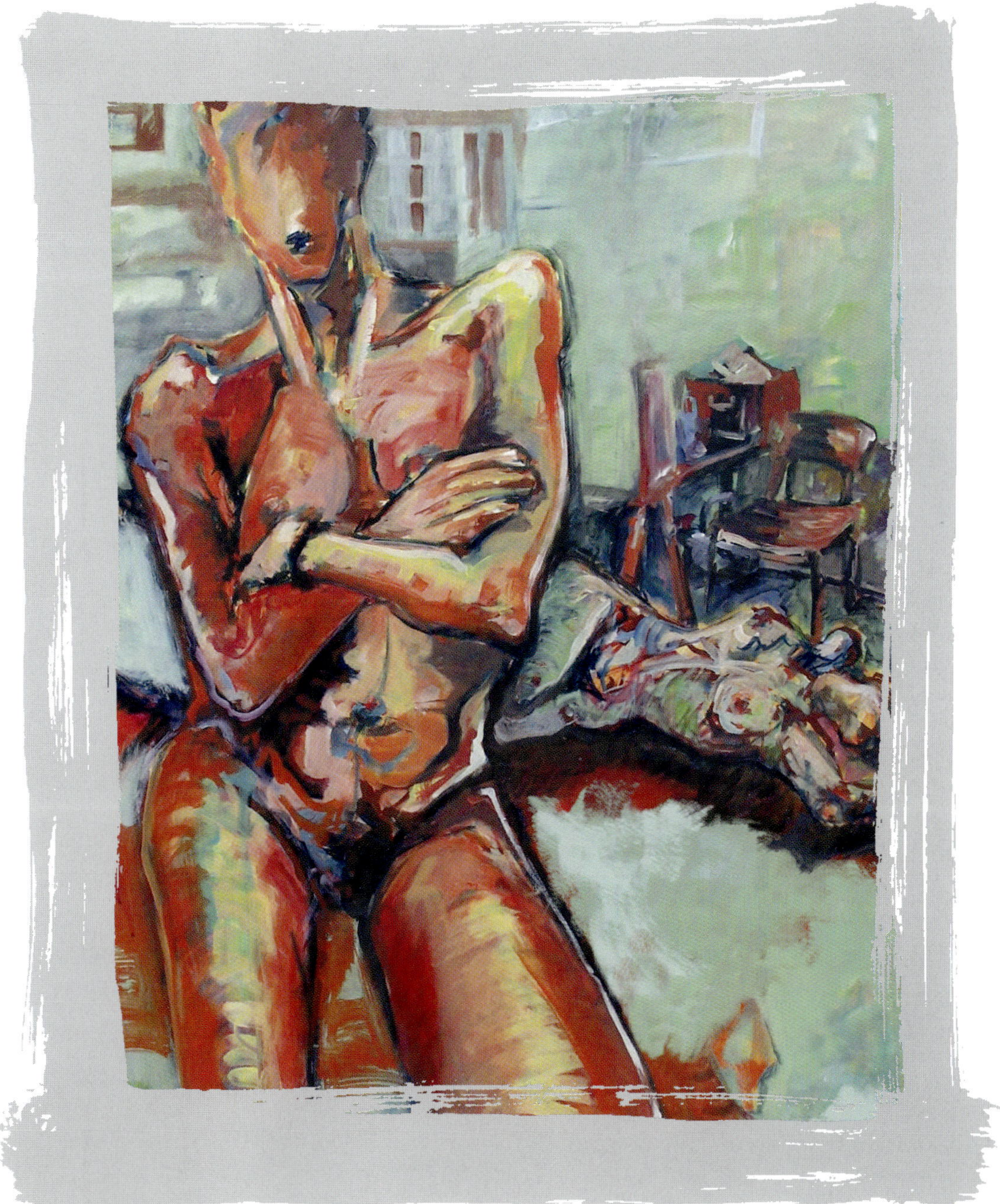

Vive la difference!

Vive la difference!

Zur Psychologie der Leidenschaft

Masken! Masken! Dass man Eros blende,
Wer erträgt sein strahlendes Gesicht,
Wenn er wie die Sommersonnenwende
Frühlingshaftes Vorspiel unterbricht.

Wie er unversehens im Geplauder
Anders wird und ernsthaft ... etwas schrie ...
Und er wirft den namenlosen Schauder
Wie ein Tempelinnres über sie.

Oh verloren, plötzlich, oh verloren!
Göttliche umarmen schnell.
Leben wand sich, Schicksal ward geboren.
Und im Innern weint ein Quell.

Rainer Maria Rilke

Ohne Endokrinologie und Gehirnphysiologie läuft im Sexuellen nichts. In den phylogenetisch ältesten Arealen unseres Gehirns, dem Säugetier- und Reptilienabschnitt, sind unsere Hormone und Triebe verankert. Im Neokortex, der Gehirnrinde, agiert die Psyche des Sexus, sein individuelles Begehren, seine Vorlieben, Ängste, Erwartungen und Inszenierungen. Durch den Neokortex können wir unser Begehren steuern und kultivieren. Im Neokortex sind die guten wie schlechten sexuellen und Bindungserfahrungen eingraviert. Genau dies macht das Labyrinth der Sexualität aus. Camille Paglia warnt (in *Die Masken der Sexualität*, 1990): „Menschen, die behaupten, angenehme, oberflächliche, unkomplizierte Sexualbeziehungen zu unterhalten, egal, ob mit Freunden, Gatten oder Fremden, verdrängen einfach nur das Gewirr psychodynamischer Verwicklungen aus ihrem Bewusstsein."

Die „animalische" Sexualität sichert instinkthaft das Überleben der Gattung. Die neokortikale Erotik inszeniert das Drama der Attraktion, des Begehrens, der Eroberung, der Hingabe, des Zaubers der Sinne und des Geistes. Sexualität ist Himmel und Hölle auf der Erde. Sie bedeutet Verschmelzung und die Wonnen und Schrecken des Kontrollverlustes. Wonnen, weil im orgasmischen Höhepunkt der Sexualität die Individuation und Isolation des Menschen gleichsam wie in einem Zustand der Schwerelosigkeit aufgehoben werden. Schrecken, weil die sexuelle Faszination und symbiotische Verschmelzung auch Autonomieverlust, Abhängigkeit, ja Hörigkeit bedeuten können. Der Liebende ist seiner Sinne nicht mehr mächtig. Die Liebende ist nicht mehr Herrin im Hause ihres Bewusstseins.

Das kann schmerzhaft sein wie eine Sucht, wie der Kick des Drogenabhängigen. Der Orgasmus ist eine Grenzüberschreitung im Rausch der Sinne, auf den, nach der Ernüchterung, der Absturz, der Kater und Liebesjammer folgen können. Wo das Geschlechtliche siegt, da ist, wie der Volksmund sagt, der Verstand im Eimer. Die Frau brennt lichterloh, „wie eine Scheune"; der Mann ist „schwanzgesteuert". Gerade für schizoide, gefühlsabweisende Männer und Frauen hat der Sex daher oft etwas Gefährliches.

Die Lust ist weder die einfachste noch die natürlichste Sache der Welt. Die Franzosen nennen den Orgasmus *le petit mort* – den kleinen Tod. Gustave Flaubert (1821–1880) beschreibt dieses existenzielle Glücksdrama ergreifend in seiner Erzählung *Damals also war Sommer*: „Ihr warmes, zitterndes Fleisch breitete sich unter mir und erschauerte; vom Kopf bis zu den Füßen fühlte ich mich von Wollust umhüllt; meinen Mund auf den ihrigen gepresst, die Finger verschlungen, im gleichen Schauern schwingend, umstrickt in der gleichen Verschlingung, den Duft ihres Haares, den Hauch ihrer Lippen atmend, fühlte ich, wie ich wonnevoll erstarb. Ich verharrte noch eine Weile, mit offenem Munde, und genoss das Pochen meines Herzens und das letzte Verzittern meiner aufgepeitschten Nerven; dann war mir, als ob alles erlosch und versank."

Was macht die Fähigkeit zum Liebesrausch aus? Wir alle ersehnen ihn und wir scheitern so oft daran, wie nicht nur die lawinenhaft ansteigenden Scheidungszahlen verraten. Der amerikanische Sexualtherapeut David Schnarch begründet in seinem Werk *Die Psychologie sexueller Leidenschaft*, (Stuttgart 2006), die Qualität der intimen Paarbeziehung mit dem Konzept der *Differenzierung*. Was bedeutet das? Antwort: Die Liebenden müssen lernen, auf ihre Verschmelzungsfantasien zu verzichten. Partner sind keine sich synchron bewegenden Eiskunstläufer, sondern Individuen, andersartige Wesen, ja Gegensätze. Tatsächlich opfern sie oft ihr Bedürfnis nach Individualität und Selbstverwirklichung der grenzenlosen Sehnsucht nach dem Miteinander. Damit blockieren sie die eigene Entwicklung wie die des anderen. Sie folgen ihrem kindlich unerfüllten Drang, *bedingungslos* geliebt zu werden.

Das hat meistens mit Liebesdefiziten in unserer Kindheit zu tun. Die „Wunde der Ungeliebten" (Peter Schellenbaum) brennt weiter. Weil wir diese Wunde nie richtig angesehen, beweint, bewütet und geheilt haben, bleiben wir unerlöst. Wir lieben uns selbst nicht. Wir erwarten stattdessen vom Partner das infantile Paradies umfassender mütterlicher Verwöhnung. Wir haben die größte Liebesgeschichte unseres Lebens, die mit uns selbst, nicht absolviert. In dieser Selbstaufgabe an den Partner geben wir unser Ich auf. Wir akzeptieren weder unser eigenes abgegrenztes, eigenständige Wesen, noch das des anderen. Zugleich machen wir uns abhängig von der libidinösen Versorgung durch den Partner. Der kann das beim besten Willen nicht leisten. Wir können nie alle Bedürfnisse des Partners abdecken. Dazu ist noch jeder mit seiner eigenen, täglich auf- und absteigenden EKG-Kurve von Befindlichkeiten beschäftigt.

David Schnarch erklärt: „Der Differenzierungsprozess kommt dadurch voran, dass Sie innerhalb einer engen emotionalen Beziehung an sich selbst festhalten. Der Kontakt zu anderen ist Ihnen wertvoll, aber Sie zerbrechen nicht am Alleinsein." Und: „Paare mit hohem Differenzierungsgrad halten einander fest und versuchen dazu beizutragen, dass der andere sich wohlfühlt. Das Halten geschieht aus freien Stücken anstatt aus einer Not heraus, von einem Ort der Stabilität aus, anstatt aus Unsicherheit dem Partner zuliebe."

Differenzierung bedeutet die Balance von Autonomie und Bezogenheit, Nähe und Distanz, Macht und Ohnmacht, Vertrautem und Erregendem. Die Differenz, der wesensgemäße Unterschied zwischen den Liebenden, ist das klassische Stimulans in der Sexualität. Das Fremde, ja auch das anfänglich Befremdliche des Partners wecken meine Neugier, Irritation und Eroberungslust; sie schaffen Spannung nach neuen erotischen Exkursionen. Paare müssen für sich spannend sein. Wird die Beziehung langweilig, so ist es die Sexualität bald auch. Ob jung oder alt, hetero- oder homosexuell – Langeweile tötet die Liebe und den Sex.

Klaus und Maximilian kamen zu mir in die Praxis, weil ihre Libido (lateinisch *libído* – Lust, Begehren) eingeschlafen war. Die Ursache war greifbar. Beide hatten sich weitgehend von der Welt abgenabelt. Sie arbeiteten als selbstständige Computerfachleute zusammen in einem Büroraum ihrer Wohnung. Ihre Isolation hatte natürlich Gründe. Klaus und Maximilian waren, als sie sich als homosexuell outeten, von ihren Eltern mit Vorwürfen überhäuft worden. Beide waren jeweils die einzigen

Söhne ihrer Eltern. Diese hatten auf Nachwuchs und den Fortbestand der Familie gehofft. Klaus und Maximilian litten unter dieser Abweisung. Sie taten sich gegen den Rest der Welt zusammen. Sie arbeiteten als Freiberufler bis zu vierzehn Stunden am Tag. Sie gingen nicht mehr ins Kino, sie lasen keine Bücher, sie unternahmen kaum etwas. Sie zogen sich im Partnerlook an. Maximilian bekundete: „Wir streiten uns nie." Klaus ergänzte: „Harmonie ist für uns das Wichtigste."

Was sie sich erst im Laufe der Paartherapie bei mir einzugestehen wagten, waren zwei Sachverhalte. Zum einen die ätzende Langeweile zwischen ihnen. Wo waren die Reisen, die Besuche der Männersauna, die Schwulenbälle und Konzertbesuche geblieben? Sie hockten wie die Kellerasseln lichtscheu im Gemäuer ihrer Wohnung. Zum anderen trugen sie die Aggressionen zwischen sich nicht aus. Maximilian, die „weibliche" Hälfte des Paares, war, wie sich jetzt herausstellte, sauer, weil Klaus sich von ihm bekochen und bedienen ließ. Klaus war wütend, weil Maximilian ihn kontrollierte und selbst ein Telefonat mit einem Exfreund mit eifersüchtigem Beleidigtsein quittierte. In den Therapiestunden stritten sich Klaus und Maximilian, dass die Fetzen flogen.

Das war befreiend, auch für mich. Denn dieser kommunikative Vanillepudding, der ihre Gespräche permanent versüßte und vergiftete, hatte bei beiden lediglich Groll aufgespeichert und das Begehren schrumpfen lassen. Als Klaus sich während der Therapie, und wohl auch ermutigt durch sie, mit einem anderen Mann sexuell austobte, wirkte dieser Seitensprung wie ein Aphrodisiakum – beide bekamen Angst um ihre Beziehung. Sie wurden wieder „rattenscharf" aufeinander, wie Maximilian kommentierte. Sie fanden auf einer neuen Beziehungsebene und in einem neuen Beziehungsvertrag erfrischend zueinander. Maximilian, die „Frau", kehrte seine Männlichkeit heraus, Klaus, der „Mann", lernte kochen.

Beziehung lernen wir nur in der Beziehung. Sex lernen wir nur in der Sexualität. König Erektion und Königin Orgasmus helfen uns da nicht weiter. Ein rein biologisches Triebmodell reicht zum Verständnis unseres sexuellen Begehrens nicht aus. Sexualität ist Kommunikation, Signal, Botschaft, Morsezeichen der Paarbindung und kultureller Code. Die Amerikaner favorisieren den großen Busen, die Chinesen früherer Jahrhunderte die kleinen, künstlich verkrüppelten Füße einer Frau. Das größte Geschlechtsorgan sitzt nicht in der Unterhose, sondern zwischen den Ohren, im Gehirn. David Schnarch: „Weil wir die Sexualität mit vielfältigen Bedeutungen aufzuladen vermögen, sind wir anfällig für sexuelle Funktionsstörungen und Libidomangel. Unser sexuelles Potenzial speist sich zu einem großen Teil aus unserer innerpsychischen Welt, und dabei kommt dem Wesen und den Nuancen des sexuellen Begehrens ein hoher Stellenwert zu."

Liebende lieben sich nicht nur, sondern kritisieren sich auch. Liebende müssen auch „Frustrationstoleranz" einüben. Die Aufgabe des Partners ist nicht, mich rund um die Uhr zu bestätigen und meine Selbstabwertung zu kompensieren. Wie sagte Klaus so schön: „Maximilian, du willst für jedes gekochte Ei und jedes gebügelte Hemd von mir gelobt werden wie ein kleiner Junge. Werde doch mal erwachsen. Du bist doch Klasse. Glaube selber daran, dann muss ich es dir nicht ständig vorbeten!"

Sexuelles Begehren entwickelt sich aus der Differenz. „Zwei Personen", betont der Heidelberger Sexualtherapeut Ulrich Clement, sind „zwei sexuelle Profile!" Man stelle sich Frau und Mann oder ein gleichgeschlechtliches Paar als zwei unabhängige Kreise vor, die nur zu einem Teil übereinanderliegen und sich in diesem gemeinsamen Segment überlappen. Diese Schnittmenge ist das Spektrum der sexuellen Gemeinsamkeiten, Bedürfnisse, Wünsche und Praktiken. Der jeweils größere Teil des individuellen Gestaltkreises liegt außerhalb der Schnittmenge der Gemeinsamkeit und ist emotional und psychisch fremdes Territorium, sozusagen mit Grenzpfählen abgeriegelt. Hier wird nicht mit dem Partner kommuniziert. Diese intimen, verborgenen Bereiche der Sexualität existieren jedoch – als Chance wie als Beunruhigung. Partner werden, auch in ihren sexuellen Vorlieben, nie exakt deckungsgleich sein.

Genau das wollen wir im Alltag nicht wahrhaben. Wir wollen den Partner nivellieren, uns gleichmachen, das Fremde ausschließen. Ulrich Clement betont (in *Systemische Sexualtherapie*, Stuttgart 2004): „Intime Partnerschaft erzeugt eine Systemgrenze, die definiert, was in die sexuelle Kommunikation eingeschlossen und was ausgeschlossen (also heimlich, verschwiegen, fremd, nicht gewusst) ist. Diese Tatsache kann folgenlos bleiben, kann aber äußerst heikle Konsequenzen haben. Denn das Ausgeschlossene kann als reizvoll empfunden werden und Neugier erzeugen, es kann aber auch von einem oder beiden Partnern als sehr bedrohlich und ängstigend erlebt werden."

Ein markantes Beispiel dafür lieferte mir Stefan. Er kam mit seiner Frau Ulrike zu mir. Ulrike beklagte sich, dass Stefan sich sexuell zurückziehe. Ulrike: „Ich verstehe das nicht. Ich brauche Sex. Ich komme immer wieder auf Stefan zu." Ulrike meinte unter Tränen zu Stefan: „Andere Männer wären froh über eine Sexpartnerin wie mich." Stefan druckste mehrere Sitzungen lang herum. Der vierundfünfzigjährige Produktionsleiter berief sich auf Überarbeitung als die Quelle seiner Unlust. Als ich ihm im Rahmen einer emotional bewegenden Sitzung liebevoll vorschlug, seine geheimen sexuellen Wünsche einmal mutig zu offenbaren, da war es um ihn geschehen. Stefan sagte erregt: „Das habe ich einmal in meinem Leben getan und wurde bitter bestraft dafür."

Nach langem inneren Ringen gab Stefan sein Geheimnis preis. Er hatte seiner ersten Frau gestanden, dass er „weiche" sadomasochistische Praktiken liebe – Fesselspiele und – „Schenk mir doch ein kleines bisschen Hiebe". Daraufhin hatte sie sich von ihm verabschiedet und einem „normalen" Mann zugewandt. Stefan befürchtete bei Preisgabe seiner sexuellen Wünsche eine Wiederholung dieser „Teufelsaustreibung", wie er den Bannfluch seiner ersten Frau nannte. Ulrike reagierte verblüffend anders. Sie zeigte sich nicht nur mit Stefans Wünschen einverstanden. Sie verriet ihrerseits ein erotisches Geheimnis: „Ich wünsche mir sexuell auch eine härtere Gangart. Ich habe Vergewaltigungsfantasien lustvoller Art. Ich möchte von dir massiv genommen werden."

In diesem Sinn betont Clement die Dynamik der ergänzenden oder antagonistischen sexuellen Profile: „Sexuelle Fantasien, sofern sie überhaupt mitgeteilt werden, kann der Partner als belebende Inspiration oder aber als schwer nachvollziehbar und fremde Eigenwelt sehen."

C. G. Jung sagt einmal (in *Erinnerungen, Träume, Gedanken*): „Die Vielzahl der Götter entspricht der Vielzahl der Menschen." Das Gleiche lässt sich auch über Bindungs- und Sexstile sagen. Sie sind vielfältig und radikal anders. Das hat wenig mit Moral und viel mit Psychologie zu tun. Wo steht geschrieben, dass sich immer zwei Menschen finden, die den gleichen Bindungsstil favorisieren? Die Wahrheit stellt sich oft nach Jahren heraus. In meinem Buch *BindungsAngst. Die Strategie des Selbstboykotts* (emu Verlag, 2005) habe ich fünf Beziehungsmodalitäten vorgestellt, die der Paartherapeut Michael Mary beobachtet und kategorisiert hat.

1. In der *arrangierten Beziehung* dominiert das psychologische Prinzip Sicherheit und damit die wechselseitige Einschränkung der sexuellen Freiheit;
2. In der *distanzierten Beziehung* erfüllen sich die Partner ihr Autonomiebedürfnis, indem sie insgeheim Außenbeziehungen leben, nach dem Motto „Was der andere nicht weiß, macht ihn nicht heiß";
3. In der *seriellen Beziehung* wird in aufeinanderfolgenden „Lebensabschnittspartnerschaften" nach dem Muster Schröder/Fischer intensive Leidenschaft mit Halbwertszeit gesucht;
4. In den *parallelen Beziehungen* verlassen Frau und Mann oder gleichgeschlechtliche Paare das Monogamieprinzip und installieren in beiderseitigem Einvernehmen, nach Art Jean Paul Sartres und Simone de Beauvoirs, feste Außenbeziehungen;
5. In *kontrolliert freien Beziehungen* räumen sich Partner begrenzte sexuelle Freiheiten, etwa auf Dienstreisen, Kreuzfahrten und Tagungen ein.

In der heutigen posttraditionalen Gesellschaft, in der verbindliche gesellschaftliche, religiöse oder geschlechtsstereotype Normen weitgehend außer Kraft getreten sind, erfreuen sich „liberale" Beziehungsmodelle wachsender Beliebtheit. Das Leben ist eine Baustelle. Die Beziehung ist eine Bastelexistenz. Die Moral kommt nicht von oben, sondern ist eine *Konsensmoral*. Sie beruht auf freiwilliger Vereinbarung der Liebenden. Für die sexuelle Paarkonstellation ergeben sich hieraus drei mögliche Konsequenzen (in einer Auflistung von Ulrich Clement). Möglichkeit A: Gemeinsamer Sex ist möglich. Möglichkeit B: Enthaltsamkeit. Das Paar einigt sich auf Gemeinsamkeit ohne Sex. Damit bleibt die Paar-Struktur unverändert. Möglichkeit C: Entkoppelung. Sex ist auch mit anderen möglich. Damit ist die gusseiserne Paar-Struktur aufgelöst.

Paare müssen sich über den Ernst ihrer Beziehungswünsche klar sein. Vive la difference! Differenzierung setzt jedoch einen stabilen Ich-Komplex voraus, eine gute Bezüglichkeit auf den anderen und die Fähigkeit, mit der eigenen Angst wie mit der des anderen mutig umzugehen. Differenzierung verlangt beiden Partnern die Bereitschaft zu Krisen, Risiken und Schmerzen ab. Paare dürfen nicht stehenbleiben. Sie müssen jeder für sich und beide am anderen wachsen.

Mut zur Differenz ist das Salz, das die Beziehung würzt. „Der Mensch ist zur Freiheit verurteilt“, sagte Sartre. Das gilt ganz besonders für die Regularien der Sinnlichkeit, die wir heute nicht mehr gesellschaftlich diktiert bekommen, sondern die wir vielmehr selbst entwickeln müssen. Bereits 1928 schrieb Otto Flake seinen couragierten Essay *Die erotische Freiheit*. Dort konstatierte der Schriftsteller: „Die Zeit, in der der Katechismus die ‚vorkommenden Fälle‘ regelte, der Katechismus oder ein geschlossener bürgerlicher Kanon, ist vorüber. Das Leben, die Vitalität, die Sinnlichkeit haben Fesseln gesprengt, die zu eng waren, und wir wollen das so gelassen wie möglich hinnehmen ... Der Sinnlichkeit gegenüber gibt es nur einen vernünftigen Standpunkt: sie in Rechnung stellen und von allen Versuchen absehen, die darauf zielen, sie mit ihrem Gegenspieler, der Moral, dem Geist, der Welt der höheren Ideen, in ein restlos harmonisches Verhältnis zu bringen.“

Otto Flake erkannte: „Seitdem die dogmatische Moral, eben die inhaltliche, erledigt ist, gibt es keine andere mehr als die, die alle Entscheidungen (die frei geworden sind) in die Persönlichkeit verlegt."

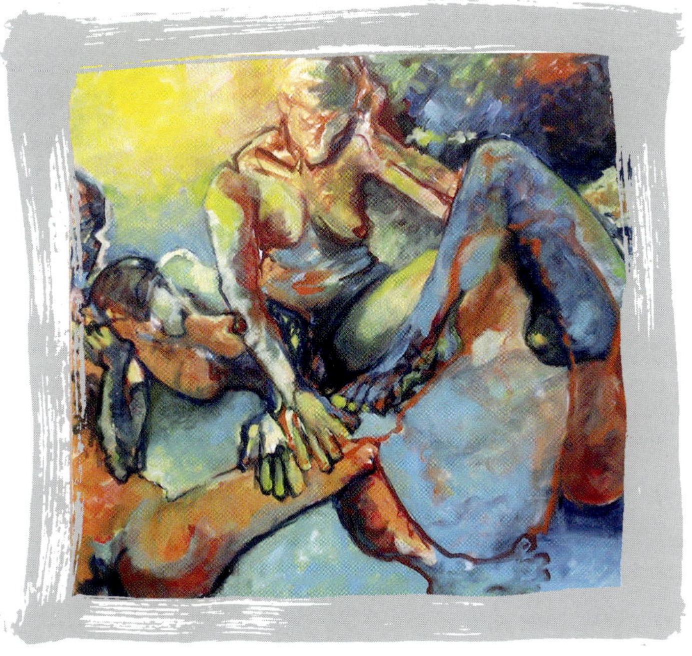

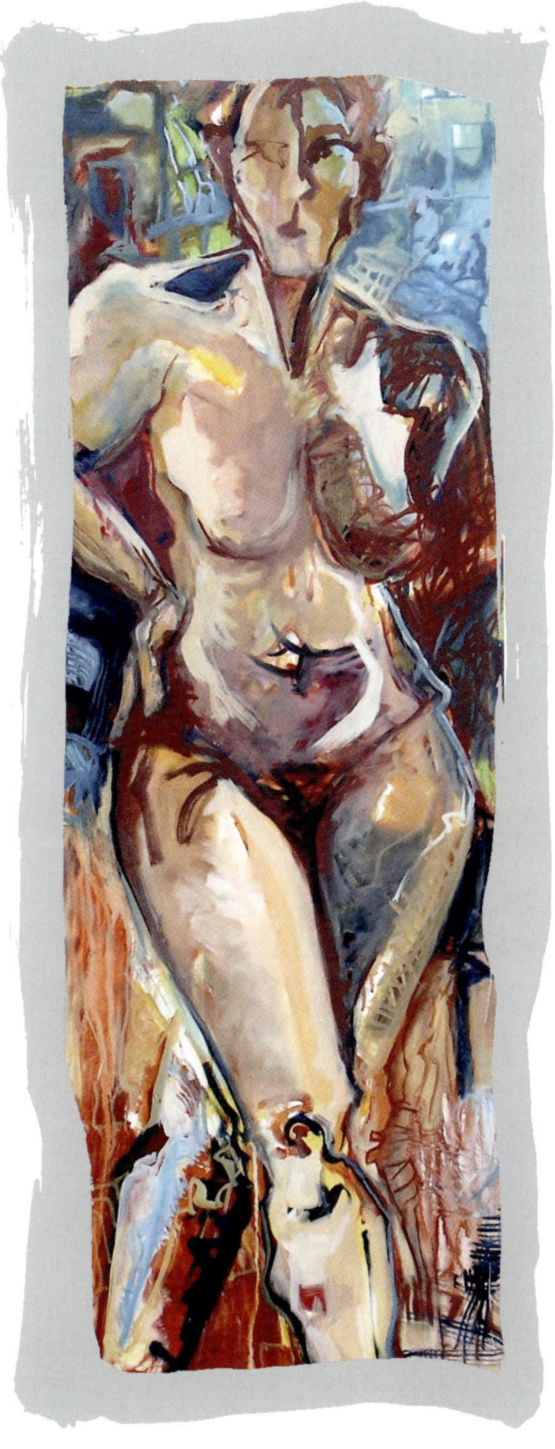

Ich wusste nicht, dass ich schön bin.

Ich wusste nicht, dass ich schön bin

Sexualität und Lebensgeschichte

Die Turmstube ist dunkel,
Aber sie leuchten sich ins Gesicht mit ihrem Lächeln.
Sie tasten vor sich her wie Blinde und finden den andern wie eine Tür.
Fast wie Kinder, die sich vor der Nacht ängstigen, drängen sie sich ineinander ein. Und doch fürchten sie sich nicht. Da ist nichts, was gegen sie wäre: kein Gestern, kein Morgen; denn die Zeit ist eingestürzt. Und sie blühen aus ihren Trümmern.

Er fragt nicht: „Dein Gemahl?“
Sie fragt nicht: „Dein Name?“

Sie haben sich ja gefunden, um einander ein neues Geschlecht zu sein. Sie werden sich hundert neue Namen geben und einander alle wieder abnehmen, leise, wie man einen Ohrring abnimmt.

Rainer Maria Rilke
Die Weise von Liebe und Tod des Cornets Otto Rilke (1906)

Die Psychologie der Leidenschaft entsteht aus der Einzigartigkeit eines Menschen. Sein Begehren steht in einem biografischen Zusammenhang. Das Sexuelle ist eine abgründige, farbige und zerklüftete Landschaft mit immer neuen Perspektiven. Mit anderen Worten: Sex ist alles andere als spontan. Er unterliegt einer Dramaturgie der Vergangenheit, der Ängste, der Bedürfnisse und Erwartungen, der gemachten Beziehungserfahrungen und der besonderen Spezifik der eigenen Geschlechtsidentität.

Der Sexualwissenschaftler Gunter Schmidt bringt diese Komplexität des Sexuellen in seinem Buch *DAS GROSSE DER DIE DAS. Über das Sexuelle* (Reinbek bei Hamburg, 1988) auf den dreifachen Begriff: „Sexualität ist ein *Bedürfnis*, und in ihr schlägt sich die individuelle Geschichte mit Bedürfnissen, die gesamte Bedürfniserfahrung eines Menschen von früh an nieder. Sexualität vollzieht sich – real oder in der Fantasie – in *Beziehungen* zu anderen Menschen, und in ihr schlägt sich die individuelle Beziehungsgeschichte eines Menschen nieder, seine Erfahrungen mit Beziehungen von früh an. Sexualität machen wir als Mann oder Frau, als Geschlechtswesen, und in ihr schlägt sich die individuelle Geschichte als Mann oder Frau nieder, die Erfahrung eines Menschen mit seiner *Männlichkeit* oder *Weiblichkeit*. Diese drei zentralen Erfahrungsbereiche – Bedürfnisgeschichte, Beziehungsgeschichte, Geschlechtsgeschichte – bestimmen die sexuelle *und* die Persönlichkeitsentwicklung eines Menschen, sie prägen seine Sexualität *und* seinen Charakter."

Das mag theoretisch klingen. Schauen wir uns die Praxis an. Bettina, zweiundvierzig Jahre alt, kam zu mir wegen ihres sechzehnjährigen Sohnes aus erster Ehe. Er kiffte und packte die Schule nicht. Mit Hilfe einer Schulpsychologin gelang es uns, den Jungen aus seiner Clique loszueisen und ihn zum Reitunterricht und damit zu einem spannenden, drogenfreien Leben zu motivieren. Bettina selbst war eine aparte, körperlich magere und auf mich herbe wirkende Frau. Sie sprach emotionslos mit einer metallisch klingenden Stimme; ihre Gesten waren knapp und eckig. Die Hauptschullehrerin Bettina war verlässlich, aber bei mir löste sie ein leichtes Frösteln aus. Eines Tages erschien sie mit Holger, ihrem

Mann, in meiner Praxis. Ich war perplex, denn Holger stellte das Gegenteil von ihr dar. Er war ein Wonneproppen, weichherzig, herrlich albern und verspielt, körperlich etwas mollig und von femininer Zugewandtheit. Der Kühlschrank Bettina hatte, im zweiten Anlauf, einen wahren Kachelofen von Mann geheiratet. Nun erschienen die beiden bei mir, weil die Sexualität seit längerem nicht mehr klappte: Holger wollte, Bettina blockte.

In der Anamnese schälten sich zwei konträre *Bedürfnisgeschichten* heraus. Bettinas schwer depressive Mutter hatte sich getötet, als das Mädchen acht Jahre alt war. Der Vater heiratete schnell wieder, damit Bettina und ihre beiden jüngeren Brüder versorgt wären. Die Stiefmutter kochte, putzte und versorgte die Kinder korrekt, aber sie tat es ohne Liebe. Der Vater, ein Geschäftsmann, war ein abwesender Vater. Bettina litt unter der Berührungsarmut und der latenten Abneigung der Stiefmutter, die sich im Laufe der Jahre noch steigerte, als Bettina immer hübscher wurde und ihrer verstorbenen Mutter immer ähnlicher sah. Die Stiefmutter sah in Bettina eine Rivalin. Bettina schloss sich gefühlsmäßig ab und überlebte, knapp über dem seelischen Gefrierpunkt, durch Spitzenleistungen im Sport, in der Schule und später im Studium. Sie blickte durch die Schießscharten ihres Misstrauens auf die Welt und heiratete in erster Ehe einen ebenso kühlen wie sachlichen Mann. Gefühle gab es in dieser Ehe nur in homöopathischen Dosen. Die Sexualität absolvierten die Eheleute nach einiger Zeit nur noch wie eine Pflichtübung. Bettina: „Eigentlich hätte ich auch in meinem Elternhaus bleiben können. Es war alles so kalt."

Bettina verließ ihren ersten Mann über Nacht, als sie den Wärmequell Holger entdeckte. Sie war ergriffen und verzaubert von diesem impulsiven, fröhlichen und liebevollen Mann. Holger war ein Einzelkind. Seine Eltern hatten ihn spät, als sie beide einundvierzig Jahre alt waren, bekommen und liebten ihn mit abgöttischer Zärtlichkeit. Sie berührten und streichelten ihn mit innigster Hingabe. Holger: „Ich fühlte mich als der Mittelpunkt der Welt. Sie nannten mich ihren Sonnenschein." Holger erlebte am eigenen Leib, was der berühmte Frauenarzt Frédérick Leboyer, der Schöpfer der „sanften Geburt", einmal so in einem Gedicht ausdrückte:

Die Berührung ist die Wurzel.
Und so sollten wir mit ihr auch umgehen.

Wir müssen unsere Babys so nähren,
dass sie wirklich satt werden,
innen wie außen.

Wir müssen zu ihrer Haut sprechen
und zu ihrem Rücken,
denn diese hungern und dürsten
und schreien
genauso wie ihr Bauch.

Wir müssen sie mit Wärme und Zärtlichkeit
genug und mehr als genug füttern.
Denn das brauchen sie,
so sehr wie Milch.

Berührt, gestreichelt und massiert werden,
das ist Nahrung für das Kind.
Nahrung, die genauso wichtig ist
wie Mineralien, Vitamine und Proteine.
Nahrung, die Liebe ist.

Man hätte denken können, dass der „Märchenprinz" Holger die schizoide Bettina von ihrer Gefühlsblockade erlöste. Das geschah auch am Anfang ihrer Liebe, als sich Bettina öffnete und lernte, zu weinen und sich zu freuen. Doch dann holte sie langsam ihre alte seelische Eiszeit wieder ein und sie erstarrte erneut. Für den Frühling unserer Seele sind wir selbst verantwortlich. In der Paar- und Einzeltherapie lernte Bettina, sich von den Schmerzen ihrer Kindheit zu befreien und als erwachsene Frau aufzublühen. Die Bedürfnisse eines Kindes, so sehen wir, können so grausam unerwidert bleiben, dass der spätere Erwachsene sie unbewusst und vorsichtshalber schon gar nicht mehr anzumelden wagt, auch und erst recht nicht in der Sexualität.

Die Sexualität kann aber auch an einer *Beziehungsgeschichte* kranken, die sie überfordert. Das erlebte ich bei Andreas. Er beklagte sich in der Paartherapie, dass seine Frau Brigitte ihn emotional und sexuell abwehre. Das verwunderte mich, denn Brigitte, eine Kindererzieherin, sechsunddreißig Jahre alt, empfand ich als eine sprühende und warmherzige Frau. Das Rätsel löste sich, als ich Brigittes Wahrheit hörte und wir zu dritt die Schicksalsfäden von Andreas Kindheit aufdröselten. Brigitte erklärte nämlich: „Andreas, ich liebe dich. Das weißt du. Ich schlafe auch gerne mit dir. Aber du läufst mir wie ein Kleinkind auf Schritt und Tritt nach. Ich muss immer für dich da sein. Du gibst mir keine Luft. Ich bin doch nicht deine Mutter. Du bist beleidigt, wenn ich einen Abend auswärts mit einer Freundin verbringe. Du rufst mich im Kindergarten an, wenn ich mitten in der Arbeit stecke. Du willst ständig hören, dass ich dich liebe. Du fummelst immer an mir rum. Da kriege ich nur noch Fluchtreflexe. Das ist mir alles viel zu klebrig."

Was war mit Andreas los? Jedes Paar hat zwei Wahrheiten. Andreas Kindheit war von Einsamkeiten überschattet. Als Kleinkind hatte er wegen einer Hüftgelenksoperation und anschließender Nachsorge drei Monate in einer orthopädischen Spezialklinik gelegen. Wegen der weiten Entfernung konnten ihn seine Eltern nur selten besuchen. Als er, schwer hospitalisiert, zurückkam, fremdelte er und wurde zum Bettnässer. Als Andreas elf Jahre alt war, ließen sich seine Eltern scheiden. Er wurde in ein Internat gesteckt. Andreas: „Diese fünf Jahre waren die Hölle. Ich fand keinen Anschluss an die anderen Jungen. Ich war isoliert und ungeliebt. Es schien mir damals, als ob es auf der ganzen Welt keinen Funken Zuneigung für mich gäbe. Ich dachte wiederholt an Selbstmord."

Aus dieser defizitären, nie bearbeiteten Kindheitsgeschichte heraus wurde der erwachsene Andreas in der Liebe zu einem Klammerer. In diesem Sinn instrumentalisierte und missbrauchte er unbewusst auch die Sexualität als ständiges Fixativ. Sexualität lässt sich jedoch nicht beliebig benutzen. Sie verweigert sich. Andreas' unerlöste und unbearbeitete Sehnsucht nach elterlicher Geborgenheit führte zu dem Drang, geradezu symbiotisch mit seiner Frau Brigitte zu verschmelzen. Ich gab ihm einen Spruch von der Wand meiner Praxis mit auf seinen künftigen Weg: „Nur weil ich ohne dich leben kann, kann ich mit dir leben."

„Ich weiß nicht, dass ich schön bin" – das erwies sich als der Schlüsselsatz von Gloria. Die zweiundfünfzigjährige groß gewachsene Frau mit ihrem offenen Gesicht und schönen dunkelbraunen, von weißen Fäden durchzogenen Haaren war auf Drängen ihres Mannes Ronald zu mir gekommen. Ronald verstand nicht, dass sie sexuell so „prüde" war, wie er sich ausdrückte. Ronald: „Gloria hat Angst vor sexuellen Experimenten. Ich möchte sie manchmal in der freien Natur lieben, neue sexuelle Praktiken ausprobieren, einen Pornofilm mit ihr anschauen. Das lehnt sie alles ab. Auch oralen Sex mag sie nicht."

Glorias Schlüsselsatz „Ich weiß nicht, dass ich schön bin" brachte uns auf die analytische Spur. Ihre *Geschlechtsgeschichte* war das Problem. Gloria hatte eine negative Geschlechtsidentität als Frau und war deshalb in ihrer Sexualität verunsichert. Sie fühlte sich nicht attraktiv und begehrenswert. Zur guten geschlechtlichen Identität eines Kindes gehört die nahrhafte Beziehung zur Mutter und zum Vater. Was heißt nahrhaft? Die Tochter muss sich von der Mutter geliebt fühlen und sich mit ihr als einer selbstbewussten und erotisch attraktiven Frau identifizieren, um eine lustvolle Frau werden zu können. Vom Vater wiederum braucht das Mädchen den männlichen „Gütestempel". Er ist die gegengeschlechtliche Bezugsperson, er versichert der heranwachsenden Tochter durch tausend Gesten und Worte, dass sie ein wundervolles weibliches Wesen ist. Wenn ein solcher Vater dann am Ende dieser Entwicklung seine Tochter stolz zum ersten Walzer auf dem Tanzstundenball führt, dann hat er sie erfolgreich auf den Eintritt in die Männerwelt vorbereitet. Tochter und Sohn müssen den Glanz in den Augen von Vater und Mutter sehen, wenn sie ihnen gegenübertreten. Dann fühlen sie sich schön und klug und erwarten diese Akzeptanz selbstverständlich auch von jedem Partner, von jeder Partnerin.

Ganz anders war es bei Gloria. Sie fühlte sich wie ein Aschenputtel, vor allem in den Augen ihres Vaters. Gloria erinnerte sich in der Sitzung: „Meine Mutter war eine unscheinbare, häufig jammernde Frau. Sie hatte kein Selbstbewusstsein und gab auch mir keines. Mein Vater war ein Macho. Er war vernarrt in meinen älteren Bruder. Durch mich blickte er einfach hindurch. Mich gab es offensichtlich gar nicht in seinen Augen. Da ich schon früh groß und kräftig war – nicht dick –, entsprach ich wohl auch nicht seinem Bild der anmutigen, zarten Frau. Ich habe mich immer als grob und unweiblich empfunden. Ronald sagt mir immer wieder, dass ich schön bin. Auch meine Arbeitskollegen und Freunde bestätigen mir das. Ehrlich gesagt, ich glaube das heute noch nicht."

Körperliches und seelisches Selbstbewusstsein ist die Grundlage einer vitalen Sexualität. Gunther Schmidt konstatiert: „Frauen mit einer verunsicherten Geschlechtsidentität haben oft Schwierigkeiten mit der Selbstannahme des Körpers, gerade auch der Genitalregion. Sie können die Vagina fantasieren als eine Wunde, etwas Verletztes, Hässliches und Abstoßendes; und da Sexualität mit den Genitalien gemacht wird oder *auch* mit den Genitalien, kann eine solche Abscheu ihre Sexualität einschränken, da sie dadurch mit dem vermeintlichen Manko konfrontiert werden."

Männer wiederum überkompensieren nach Schmidt ihre labile Geschlechtsidentität „durch eine rücksichtslose, chauvihafte genitalbetonte Sexualität oder auch durch das Zurschaustellen nie versiegender Potenz durch ständige Eroberungen oder durch pausenloses sexuelles Bedrängen der Partnerin".

Sexualität und Lebensgeschichte bilden einen untrennbaren Zusammenhang. Meine männliche oder weibliche Sexualität ist nicht urwüchsig, sondern historisch entwickelt, geformt, verkümmert oder aufgeblüht. Will ich gute Sexualität, muss ich meine *Bedürfnisgeschichte, Beziehungsgeschichte* und *Geschlechtsgeschichte* erkennen und gegebenenfalls korrigieren. Es geht uns allen wie Gloria. Die Befreiung der Lebensenergie und Sexualität verlangt, um einen Buchtitel des Schweizer Psychoanalytikers Peter Schellenbaum zu zitieren, den *Abschied von der Selbstzerstörung.* Auch unsere Sexualität wird so lange keine Feste feiern, wie wir im Teufelskreis von blockierten Gefühlen und selbstzerstörerischem Verhalten bleiben.

Schellenbaum bringt dazu ein schönes Bild: „Das vereinzelte Individuum gleicht einem Fisch, der sich selbst in ein zu kleines Aquarium gesteckt hat. Aus Angst vor freieren Gewässern, in denen er früheren Gefahren erneut ausgesetzt wäre, ist er versucht, im Aquarium zu bleiben. Wenn der Lebensraum in einem Aquarium zu begrenzt ist, kommen bestimmte Fischarten um. Goldfische passen ihr Größenwachstum weitgehend der Größe des Aquariums an. Mit einer offenen Identität brauchen Sie kein Aquarium mehr!"

Der Weg zu einer lustvollen Identität und zum Abenteuer der hellen und dunklen Sexualität ist nicht einfach, denn er bedeutet Abschied vom Alten. Schellenbaum beobachtet: „Wirklicher Abschied ist nie leicht. Wir reißen uns dabei auch von einem Stück eigenen Lebens los. Es muss sein, doch es tut weh. Sogar der Abschied von einer selbstzerstörerischen Identität ist qualvoll." Doch der Qual folgt die Lust.

Gloria bekannte am Ende der Therapie und nach dem pulstreibenden Besuch eines Tantraseminars mit Ronald beglückt: „Ich bin ja wirklich eine schöne Frau! Nie hätte ich das gedacht … Ich bin eine Sexbombe! Achtung, Lebensgefahr!"

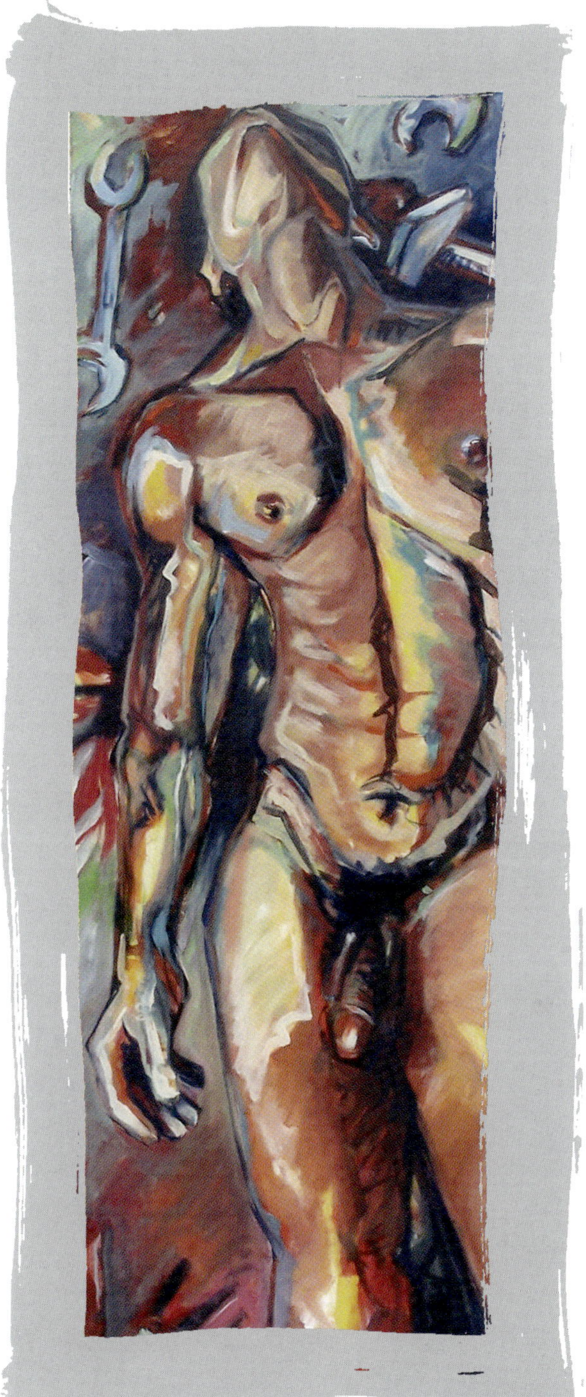

Was ist dran am nackten Mann?

Was ist dran am nackten Mann?

Männliche Lust: Vom Quickie zur Sinfonie

Schwindende, du kennst die Türme nicht.
Doch nun sollst du einen Turm gewahren
mit dem wunderbaren
Raum in dir. Verschließ dein Angesicht.
Aufgerichtet hast du ihn
ahnungslos mit Blick und Wink und Wendung.
Plötzlich starrt er von Vollendung,
und ich, Seliger, darf ihn beziehn.
Ach wie bin ich eng darin.
Schmeichle mir, zur Kuppel auszutreten:
um in deine weichen Nächte hin
mit dem Schwung schoßblendender Raketen
mehr Gefühl zu schleudern, als ich bin.

Rainer Maria Rilke
Vierte so genannte phallische Hymne

In Nietzsches Zarathustra heißt es einmal: „Der Kampf um die Lust ist der Kampf um das Leben." Es scheint so, als ob viele Männer diesen Kampf um die Lust mit einem Boxkampf verwechseln. In meinem Buch *Reine Männersache* (Lahnstein 2005, 4. Auflage) habe ich das „schwache Geschlecht", das die Männer tatsächlich darstellen, in seiner Krise im Detail analysiert. Am Beginn des 21. Jahrhunderts steht außer Frage, dass der gegenwärtige Durchschnittstypus Mann keine gute Zukunft hat. Er stirbt im Schnitt sechs Jahre früher als die Frau, er begeht drei Mal so häufig Suizid, er endet doppelt so häufig mit Leberzirrhose und mit Lungenkrebs, er bevölkert Suchtkliniken und Strafanstalten. Er gilt häufig als „emotionales Sparschwein".

In fast allen Gesellschaften, Religionen und Mythologien galt der Mann jahrtausendelang als Träger von Kraft, Macht und Mut. Im Phallus symbolisierte sich das, was Männer zu haben glaubten und worüber Frauen angeblich nicht verfügten. Heute liegt der Phallus im Sterben. Immer noch wagt sich nur eine Minderheit „neuer" Männer, meist aus den gebildeten Mittelschichten, zögerlich aus der Deckung heraus. Wie sagt doch Big Daddy in Tennessee Williams Südstaatendrama *Die Katze auf dem heißen Blechdach* so tröstlich: „Mein ganzes Leben lang bin ich wie eine geballte Faust gewesen, die immer schlägt, sich durchboxt und Dinge mit Gewalt vorwärtstreibt. Jetzt will ich diese Hand entspannen und Dinge nur ganz zart berühren."

Die Krise des Mannes drückt sich besonders in seiner Sexualität aus. Das alles ist bekannt, ich kann mich kurz fassen. Viele Männer reden nicht über ihre Sexualität, sie reißen Zoten darüber. Ihr Penis muss Gardemaß erreichen, sonst sind sie von Zweifeln gebeutelt. In seinem frechen Klassiker *Männliche Sexualität* (Tübingen, 1994) bringt der amerikanische Sexualtherapeut Bernie Zilbergeld das maskuline Fantasiemodell von der Wunderwaffe Penis auf den sarkastischen Begriff: „Er ist einen halben Meter lang, hart wie Stahl und macht die ganze Nacht nicht schlapp." Angesichts dieses „Kruppstahl-Penis" der Männerfantasien mag es nach Zilbergeld dem maskulinen Individuum „schwer fallen, den eigenen, nur menschlichen Penis zu akzeptieren". Aber, so tröstet er uns Männer witzig, „für den Augenblick mag es genügen, wenn Sie sich Ihren Penis ansehen und sich fragen, ob Sie mit ihm leben können. Schließlich ist er der einzige Penis, den Sie je haben werden, es sei denn, Sie planen eine Transplantation von einem Pferd. Was immer seine Eigenschaften sein mögen, er mag Ihnen viel Vergnügen bereiten."

Zilbergeld führt die männlichen Sexmythen schonungslos ad absurdum: Männer zeigen keine Liebesgefühle, sondern üben „Geschlechtsverkehr" aus – es gilt die Straßenverkehrsordnung! Sex ist pure Leistung, Akkordarbeit und Rammelei. Der Mann übernimmt grundsätzlich die Führung, um die Frau zu befriedigen. Der Mann (ist) sexuell immer bereit wie der ADAC, rund um die Uhr. Alles läuft auf Sex hinaus – wenn eine Frau dich herzlich drückt, nichts wie an die Wäsche! Ob Frau will, fragt man(n) nicht. Dabei gibt es wunderbar zwanglose Möglichkeiten, dies herauszufinden. Bei Woody Allen lernen wir, dass das offene Gespräch ungeahnte Vorzüge bieten kann: „Ich möchte Ihnen von meiner tollen Erfahrung mit *oraler Verhütung* erzählen. Ich habe dieses Mädchen gefragt, ob sie mit mir schlafen will, und sie sagte: Nein!".

Nur der Geschlechtsverkehr ist für die meisten Männer Sex. „Du kennst nur eines", pflegen dann ihre Frauen frustriert zu bemerken, „das ist, möglichst schnell deinen Schwanz hineinzustecken". Natürlich bedeutet für den Durchschnittsmann richtiger Sex immer auch Erektion. Der Penis hat kein „Schlappschwanz", sondern immer „einsatzfähig" zu sein. Der Begriff stammt aus der militärischen Logistik! Weiter ist für viele Männer der Sex ein Kraftakt, als müssten Frauen dabei zu Kleinholz verarbeitet werden. Das könnte ein Hinweis auf die sexuelle Macht als männliche Landnahme des weiblichen Territoriums bedeuten. Männer sprechen nicht beim Sex. Sie werkeln oft stumm am weiblichen Objekt herum und liefern ihre sexuelle Laubsägearbeit ab. Schwatzen, albern, stöhnen, lachen, all das gilt nicht. Das macht Sex zu einem einsamen Geschäft. Dabei wünschen wir alle uns eigentlich etwas anderes, wie Martin Walser einmal bemerkt (*Meßmers Reisen*): „Schön, wenn man beim Ficken zu zweit ist".

Sex muss man nicht lernen, er ist jedem Mann geschenkt, meint der Mann. Wer jedoch Sexualität nicht lernt, sich nicht kundig macht, seine Sehnsüchte nie ausspricht, die Partnerin nicht befragt, keine Vorbilder sucht, keine erotische Weltliteratur von Boccaccios *Dekamerone* bis zu Anais Nin und Henry Miller, Philipp Roth, Houllebec oder Martin Walsers *Angstblüte* liest, der bleibt ein Analphabet im Fleische. Übliche Pornos dagegen sind frauenfeindliche und hilflose Abfallprodukte. Manche Männer ziehen ja tatsächlich einer lebendigen, also anspruchsvollen und selbstbewussten Frau, eine devote Gummipuppe aus dem Sexshop vor: „Carmen – die diskreteste Intim-Gespielin der Welt", wie der Bestellkatalog sie lobt: „Carmen stellt niemals Fragen und hat keine Ansprüche, außer Sex und Vergnügen."

Für manche Frauen mag so ein Gummipuppenliebhaber erträglicher sein, als einen freudlosen sexuellen Schichtarbeiter im Schlafzimmer über sich ergehen zu lassen. Die Schriftstellerin Linda Verhaelen beschreibt in ihrem Roman *Das Leben als Zumutung* so einen sprachlosen Sexakrobaten: „Jedes Mal, wenn ich dachte, er wäre endlich so weit, verschob er die zu bearbeitende Materie, nämlich mich, von einer schwanzfreundlichen Position in die andere. Er wendete mich hin und her wie die Reibekuchen auf einer Bratplatte, und da sich sein Schwanz nicht um die Ecke biegen ließ, fand ich mich in den unglaublichsten Verrenkungen wieder. Ich überlegte gerade, ob ich mich beim chinesischen Staatszirkus bewerben sollte, da ging das Telefon."

Die Gründe für die sexuellen Defizite vieler Männer liegen auf der Hand. Sie sind schon in ihrer frühesten Sozialisation begründet. Jungen spielen mit Sachen, Mädchen mit Puppen. Erwachsene Männer sind meist Virtuosen der Außenwelt, glänzende Handwerker, Computerfachleute, Rationalisten, hochaktiv, dominant, ehrgeizig, führungsbegierig, kämpferisch, kontrolliert, objektiv, sachlich, wettbewerbsorientiert, sich positionierend und auf den beruflichen Erfolg ausgerichtet, um nicht zu sagen: fixiert. Wenn man verheiratete Männer mit Kindern ein sogenanntes Tortendiagramm zeichnen lässt, so nimmt bei ihnen meist siebzig

Prozent des Kreises das Berufssegment ein; nur der Rest gilt dem Vater- und Partnersein. Bei berufstätigen verheirateten Frauen mit Kindern ist es fast umgekehrt, auch wenn sie voll erwerbstätig sind: Sie geben ihrem Ehefrau- und Muttersein einfach ein größeres Gewicht.

Männer verfangen sich dabei in einem Widerspruch, der ihnen meist nicht klar ist. Die erdrückende Mehrheit will mehr Sex von ihren Frauen und beklagt sich oft über deren vermeintliche Frigidität. In ihrem tatsächlichen Zeitbudget platzieren sie Sex und Zärtlichkeit dagegen weit abgeschlagen unten auf ihrer Prioritätenliste. Merke, Mann: Ohne Zeit kein Liebesrausch. Wer bis Mitternacht malocht oder vor dem Fernseher hockt, steht am nächsten Morgen mit einem Liebeskater auf.

Das Schweigen der Männer zerfrisst wie eine Säure den liebevollen Sex und die partnerschaftliche Beziehung. Die Krise ist unübersehbar. Auf dem Land wird heute jede dritte Ehe, in der Stadt jede zweite Ehe geschieden. Die Scheidungswahrscheinlichkeit hat sich für Paare, die heute vor den Standesbeamten treten, im Vergleich zur Situation vor vierzig Jahren verdreifacht: Vierzig Prozent aller gegenwärtig geschlossenen Ehen tragen unsichtbar schon den Scheidungskrebs in sich. Dabei werden – Männer, aufgepasst! – dreiundsechzig Prozent aller Scheidungen von Frauen beantragt. Nicht weil sie Flittchen und Schlampen sind, sondern weil sie die Sprach- und Lieblosigkeit ihres ehelichen Eisklotzes nicht mehr aushalten und sich erneut auf die Suche nach der Liebe begeben.

Beziehungen sind heute kündbar und als Lebensabschnittspartnerschaften hochflexibel. Alles muss, wie bereits früher gesagt, im Rahmen einer *Konsensmoral* ausgehandelt und geklärt werden, auch und gerade in der Sexualität. Wer in dieser Situation der Postmoderne das Maul nicht aufmacht, und das sind vornehmlich die Männer, hat schon verloren. Wem es die Sprache verschlägt, dem verschlägt es die Liebe.

Männer, die ihre Beziehungskultur im Allgemeinen und ihre erotische Kultur im Besonderen entwickeln wollen, empfehle ich das monatlich stattfindende *Zwiegespräch* nach Lukas Michael Moeller. Es ist ein wahrer Büchsenöffner für die Seele. Das Paar nehme sich im Monat eine Stunde Zeit und schließe alle Störungen aus. Dann redet einer zwanzig Minuten lang, danach der Andere zwanzig Minuten, die letzten zwanzig Minuten gehören dem Dialog. Es ist eine Möglichkeit, die Kultur des Redens zu pflegen oder wiederzubeleben und damit auch die Beziehung. Besonders schön sind wiederkehrende Zwiegesprächsthemen wie „erotische Fantasien" und „Zärtlichkeit". Im Sprechen sind wir als Paar die kleinste Selbsthilfegruppe der Welt. Wie oft habe ich es erlebt, dass ein Mann nach so einem erotischen Zwiegespräch (es gibt natürlich Zwiegespräche über Haushaltsarbeit, Finanzen, Kindererziehung und Dutzende anderer Themen) mit hochroten Ohren erklärte: „Das war eine Wucht! Ich dachte immer, ich allein hätte so schmutzige Fantasien. Aber meine Frau ist auch ein ganz schön tiefes Wasser!"

Das männliche Schweigen treibt die Fruchtbarkeit des sexuellen Erlebens ab: Es ist eine Art kommunikatives Kondom. Wenn täglich nach Schätzungen der Berliner Prostituiertengewerkschaft Hydra 1,7 Millionen Männer in Deutschland Prostituierte aufsuchen, dann könnten sie zumindest etwas von diesen Gunstgewerblerinnen lernen, was äußerst hilfreich, mitunter lebenswichtig für guten Sex ist: das Fragen. Denn die erfahrene Prostituierte stellt eine einfache Frage, die wir Männer durchaus auch an unsere Frauen richten sollten: „Wie hättest du es denn gerne, Schätzchen?"

Ich habe jahrelang das Düsseldorfer *Männerbüro* geleitet und liebe meine Geschlechtsgenossen sehr. Männer sind ja, um es ironisch zu sagen, im weitesten Sinn auch Menschen – und daher lernfähig. Der Männerforscher und Soziologe Walter Hollstein hat in seinem Ratgeber *Potentwerden – das Handbuch für Männer* zwölf wundersame „neue" Männerqualitäten aufgelistet, die es in jedem Falle zu erwerben lohnt:

- Freiwillig Macht und Privilegien abgeben.
- Verantwortung für Kinder übernehmen.

- Beziehungsarbeit leisten.
- Die Geringschätzung des Alters überwinden.
- Emotionale Abhängigkeit von Frauen überwinden.
- Leidensfähig werden.
- Weniger arbeiten.
- Jungenhaftigkeit entwickeln.
- Lebenslust zurückgewinnen.
- Tagträume zulassen.
- Trauer empfinden.
- Sinnlichkeit entfalten.

Männer dürfen lernen, die Angst vor und in der Sexualität zuzulassen. Sie ist natürlich. Sexualität ist angstbesetzt, weil sie unser ganzes Leben lang von gesellschaftlichen oder religiösen Normen eingeengt wird. Diese Konventionen zu sprengen braucht Mut. Mich als Mann der Frau in meiner Bedürftigkeit, Einsamkeit und Sehnsucht, aber auch in meiner ungestümen Geilheit und Wildheit zuzumuten, verlangt existenzielles Vertrauen. Sex ist nicht immer nur lieber und vornehmer Kuschelsex. Sex ist auch aggressiv, überwältigend, machtbewusst oder unterwerfungsgierig: „schmutzig" und gewürzt mit einer Prise Perversion, zwischen Lust und Laster. Zur furiosen Qualität des Sexus gehören ebenso die erhabenen glühenden Worte des Hohen Liedes Salomo („Schlank wie eine Dattelpalme ist dein Wuchs, und deine Brüste gleichen ihr mit ihren vollen Rispen") wie gelegentlich auch pfefferscharfe „dirty words".

Henry Miller schreibt an seine geliebte Anaïs Nin (in: *Henry, June und ich. Intimes Tagebuch*, München 1986): „Ich bin ein wenig betrunken, weil du nicht hier bist. Ich möchte in die Hände klatschen können und voilà, Anaïs, ich will dich besitzen, dich gebrauchen, ich will dich so manches lehren. Nein, ich würdige dich nicht – Gott behüte! Vielleicht möchte ich dich sogar ein bisschen demütigen – warum nur, warum? Warum falle ich nicht auf die Knie und bete dich ganz einfach an? Das kann ich nicht, ich liebe dich lachend … komm also ganz schnell her und fick mit mir! Komm mit mir zugleich! Schling deine Beine um mich. Wärme mich!"

Wir Männer können in der Lust viel lernen. Lust ist mehr als nur ein leichtes Konsumgut unserer Spaßgesellschaft. Lust ist auch angstmachend, bedrohlich, verunsichernd, ist Auslieferung, Geheimnis, Illusion und erregende Pilgerschaft durch die Mysterien des Fleisches. Es ist göttlicher Rausch, Zerstörung und Wiedergeburt in einem. Männer dürfen lernen, die Macht der Lust und die Lust der Ohnmacht als Feuer in ihren Venen schmerzhaft brennen zu fühlen. Das heißt aber, dass ich als Mann meine lächerliche Herrscherrolle verlasse, meinen Machtkörper und meine Verkopfung abstreife, mich wie eine Schlange häute, die Räume des Fantastischen betrete und dem heiligen Eros nackt und zitternd als ein lernbegieriger Adept entgegentrete. Nietzsche sagt (in *Jenseits von Gut und Böse. Zur Genealogie der Moral*): „Grad und Art der Geschlechtlichkeit eines Menschen reichen bis in den letzten Gipfel seines Geistes hinauf."

Der Philosoph Holger Schenk legt Männern wie auch Frauen (in: *Geheimnis, Illusionen und Lust. Das Spiel mit der sexuellen Spannung*, Reinbek bei Hamburg, 1995) ein köstliches gedankliches Vexierspiel ans Herz: „Wie schön wäre es, wenn der Mensch nicht auf ein Geschlecht festgelegt wäre, wenn er abwechselnd – je nach Bedürfnis – heute Mann und morgen Frau sein könnte. Die Körper hätten die Fähigkeit, sich zu verwandeln. Ein androgyner (mann-weiblicher – M.J.) Traum. Stellen wir uns vor, wir könnten den kulturellen Trennungsstrich zwischen den Geschlechtern überwinden, stellen wir uns vor, wir wären das jeweils andere Geschlecht. Wie würden wir leben? Welche Kleidung würden wir tragen? Welche Freunde und Freundinnen haben, welche sexuellen Fantasien? Dieses Gedankenspiel erfordert Mut. Dass es vielen schwerfällt, sich auf diese Fantasie einzulassen, zeigt, wie tief die meisten Menschen mit dem sozialen Bild verwurzelt sind, das ihrem Geschlecht entspricht Auch maskuline Sexualität könnte sich so schön und sensibel ausdrücken!"

Der ewig frauenverliebte Rilke hat dies in seiner eingangs zitierten „Phallischen Hymne" so hinreißend poetisch formuliert, wenn er vom Penis lyrisch als einem „Turm" und von der Vagina als dem „wunderbaren Raum in dir" spricht und die Ejakulation des Sperma den „Schwung schoßblendender Raketen" nennt.

Weit spannt sich der Bogen unserer Sexualität, vom Stoßgebet des „Quickie" bis zur erotischen Sinfonie. Beide gehören zum Liebesrausch. Gerti Singer würdigt (in *Mit Lust und Liebe. Spielarten der Erotik*, Berlin 1998) den sexuellen Schnellschuss so: „Beim positiven Quickie wollen beide riechen, berühren, spüren und sich auflösen. Egal wo, egal unter welchen Umständen. Wenn beide wollen, lösen sich Formen, Zwänge und die Unbilden des Alltags in nichts auf. Es zählt nur eines: Man will es sofort, ohne Rücksicht, ohne Einschränkung, ohne Form. Hier und jetzt. Das zärtliche Vorspiel, die liebevollen Worte der Vorbereitung, der Charme der einleitenden Andeutung, all diese vertrauten Kategorien und Rituale des Sex sind unbedeutend. Diese Entrücktheit des Empfindens macht die Magie des Moments aus. Ein solcher Quickie ist mehr als eine flüchtige, bequeme Nummer. Ein Quickie dieser Art ist im wahrsten Sinne des Wortes die Verkörperung unserer intensivsten Gefühle und unseres Daseins."

Viel ist dran am nackten Mann, wenn er die Kunst des Liebens lernt. Der kluge Mann kann sich bei dem Dichter Ovid (43 v. u. Z. – 18 n. u. Z.) über die Meisterschaft im Liebesspiel informieren. In seiner *Ars amatoria*, der *Liebeskunst* aus dem Jahr 1 vor unserer Zeitrechnung, ermuntert der liebesdurstige Dichter den Mann: „Glaube mir, die Wonne der Venus darf nicht überstürzt werden, sondern muss allmählich durch langes Verzögern hervorgelockt werden. Hast du die Stellen gefunden, deren Berührung der Frau Freude macht, so stehe die Schamhaftigkeit dir nicht im Wege, sie zu berühren; du wirst die Augen anschauen, die zitterndem Feuer ähnlich erglänzen, wie die Sonne oft auf klarem Wasser widerscheint. Klagelaute werden hinzukommen, hinzukommen wird liebreiches Murmeln, sanftes Seufzen und tänzelnde Worte. Und lass du nicht die

Geliebte im Stich, indem du ihr mit volleren Segeln vorauseilst, und auch sie soll nicht deiner Fahrt voraus sein. Eilt gemeinsam zum Höhepunkt; dann ist die Lust vollkommen, wenn Mann und Frau gleichzeitig überwältigt daliegen. So musst du es halten, wenn euch genügend Zeit und Muße zur Verfügung steht und keine Furcht euch bei eurem heimlichen Tun zur Eile zwingt. Ist ein Verzögern gefährlich, dann ist es gut, sich voll in die Riemen zu legen und dem dahinjagenden Pferd die Sporen zu geben.“

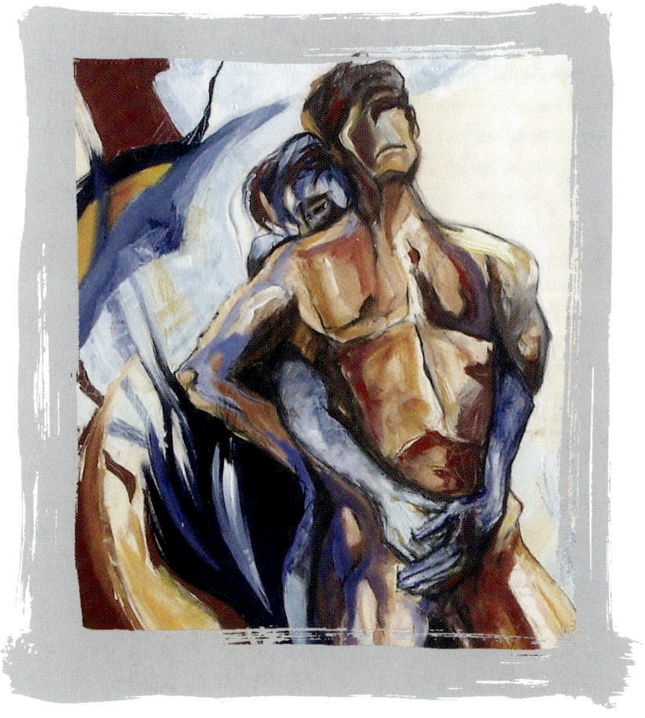

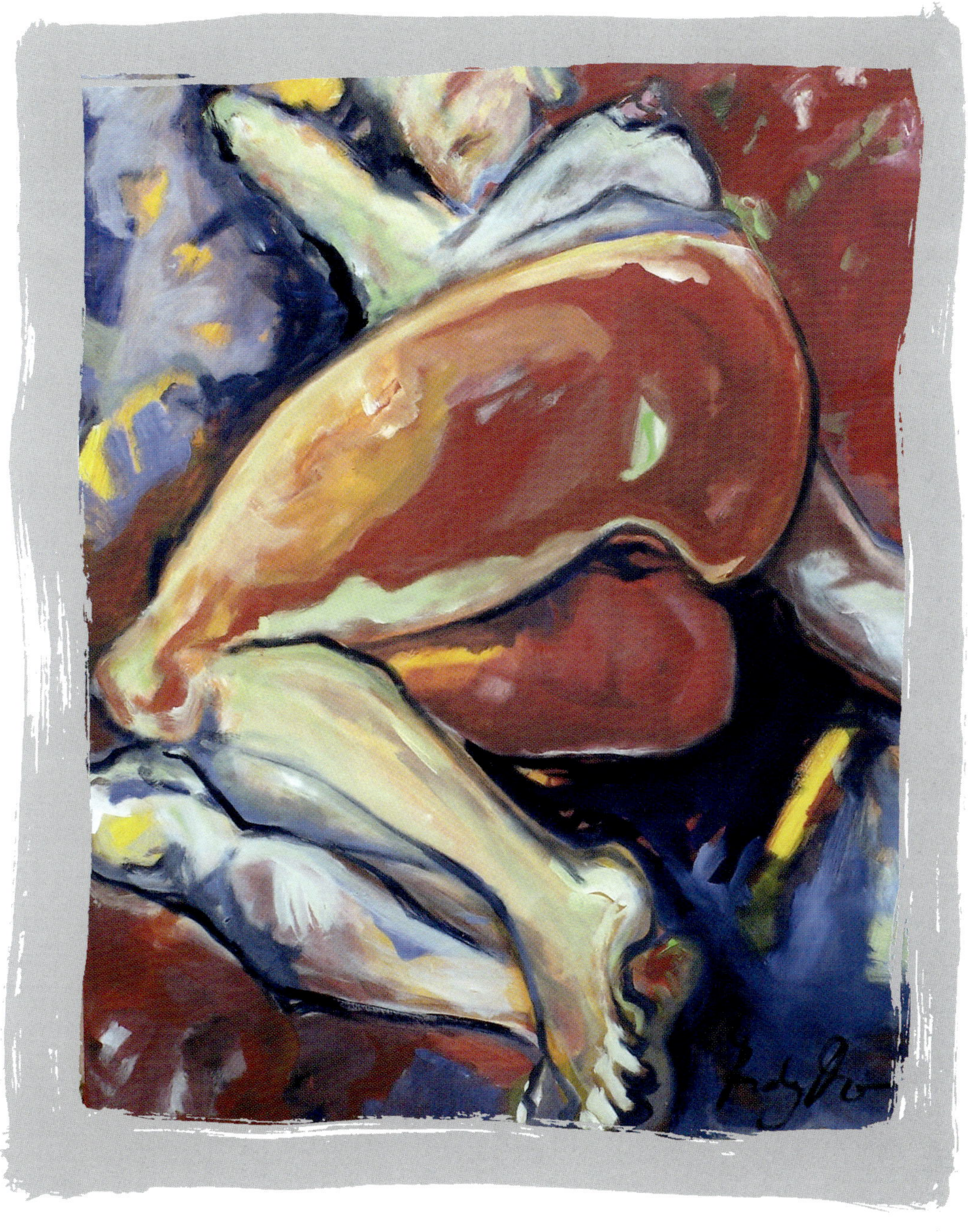

Hexe Klitoris

Zuerst Zärtlichkeit, dann Sex

Weibliche Lust: die Hexe Klitoris

O, ich liebte ihn endlos!
Lag vor seinen Knien
Und klagte Eros
Meine Sehnsucht.
O, ich liebte ihn fassungslos.
Wie eine Sommernacht
Sank mein Kopf
Blutschwarz auf seinen Schoß
Und meine Arme umlodern ihn.
Nie schürt ich so mein Blut zu Bränden,
Gab mein Leben hin in seinen Händen,
Und er hob mich aus schwerem Dämmerweh.
Und alle Sonnen sangen Feuerlieder
Und meine Glieder
Glichen
Irrgewordenen Lilien.

Else Lasker-Schüler

Frauen sind weit häufiger unzufriedener in der Partnerschaft als Männer. Das drückt sich nicht nur darin aus, dass sie es sind, die häufiger als ihre Ehemänner die Scheidung beantragen. Auch die Initiative, eine Paartherapie anzugehen, wird wesentlich häufiger von Frauen ergriffen. Umfragen und Erkundigungen im Rahmen der Einzeltherapie ergeben, dass rund 80 Prozent der Männer ihre Ehefrauen erneut heiraten würden, während die Hälfte der Frauen ihre frühere Wahl bedauern. Oft haben Frauen aus vermeintlicher Not beim Ehekandidaten zugegriffen, weil sie sich selbst nicht als attraktiv empfanden und fürchteten, keinen Kerl mehr „abkriegen" zu können. Dieser Minderwertigkeitskomplex lockt viele schöne und liebenswerte Frauen in die Falle. Sie betrachten sich als erotisches Fallobst und sind dankbar, wenn sie *ein* Mann huldvoll vom Boden aufliest. Jean Paul, ein Dichterkollege von Goethe, charakterisierte diese weibliche Devotion mit dem Aphorismus: „Er heiratete sie, weil er sie liebte, sie liebte ihn, weil er sie heiratete." Frauen sollten lernen, mit klarem Verstand Männer wie Spargel auf dem Markt auszuwählen. Auch dort gibt es die Handelsklasse A und die Handelsklasse B.

Die weibliche Selbstzurücknahme und Selbstabwertung bilden ein wahres System von Fallen, in der Beziehung wie in der Sexualität. Wie der Psychologe Hartmut Kasten (in *Weiblich-Männlich. Geschlechterrollen durchschauen*, München 2003) durch Forschungsergebnisse dokumentiert, charakterisieren sich Männer typischerweise als „zuversichtlich, ausgeglichen, selbstbewusst, durchsetzungsfähig, unternehmungslustig, einsatzbereit". Sie behaupten, dass sie kaum körperliche Beschwerden, psychosomatische Erkrankungen oder gar Lampenfieber haben. Man sieht, der Durchschnittsmann strotzt geradezu vor Selbstbewusstsein, ja Selbstüberhebung.

Demgegenüber beschreiben sich Frauen typischerweise als „etwas zurückhaltend, schüchtern, unter Umständen gehemmt, weniger zuversichtlich und selbstbewusst, leicht enttäuscht und verzagt, stimmungsmäßig etwas niedergedrückter und als etwas häufiger unter Beschwerden und psychosomatischen Störungen leidend". Dass mit diesen negativen

Attributierungen Probleme in der Liebe und in der Sexualität programmiert sind, liegt auf der Hand. Frauen definieren sich damit gegenüber den Männern als schwächer und als durch sie ergänzungsbedürftig. Das korrespondiert oft mit konservativen weiblichen Erziehungssprüchen wie „Ohne einen Mann bist du später keine richtige Frau." oder „Wozu willst Du denn Abitur machen/studieren? Du heiratest doch später sowieso mal!". Diesen Einschüchterungssätzen stellten die Feministinnen schon vor Jahrzehnten den Spruch entgegen: „Eine Frau ohne Mann ist wie ein Fisch ohne Fahrrad." Das heißt, es geht auch ohne!

Während bei Männern die körperliche Attraktivität der Frau im Vordergrund steht und sie sich stärker durch sexuelle Stimulation zur Partnerwahl verleiten lassen und dabei oft Alters-, Bildungs- und Schichtunterschiede überspringen, sind für die meisten Frauen der ökonomische Status, die soziale Reputation und Leistungsorientierung des Mannes wichtig. Dafür nehmen sie häufiger einen weniger gut aussehenden Partner in Kauf. Dieses Paarungsverhalten ist, wie man weiß, biologisch, sozusagen im „Reptiliengehirn", von Männern und Frauen verankert. Der Mann achtet auf die Gesundheit und Fortpflanzungsfähigkeit der künftigen Partnerin, die Frau auf die wirtschaftliche Versorgungskraft des künftigen Vaters ihrer Kinder. Später wundern sie sich dann oft, wenn ihr sexuelles Verlangen ganz anderen Kriterien folgt.

Maria, eine Hotelierfrau, die wegen ihrer Außenbeziehung in meine Beratung gekommen war, erkannte, wie die meisten, erst spät dieses Dilemma. Sie war achtundvierzig Jahre alt und als „Frustesserin" etwas in die Breite geraten. Warum klappte die Sexualität mit ihrem Ehemann nicht? Maria: „Ich habe vor dreißig Jahren als kleine Kellnerin im großen Hotel seiner Eltern angefangen. Ihr Reichtum blendete mich. Ich selbst kam aus einem bescheidenen kinderreichen Kleinbauernhaushalt vom Lande in die Stadt. Als der zehn Jahre ältere Erwin, einziges Kind der angesehenen Hotelierfamilie, um meine Hand bat, gerieten meine Familie und ich schier aus dem Häuschen. Durch die Heirat wurde ich sozusagen zu einer großen Dame und hatte plötzlich zwei Dutzend Bedienstete unter mir. Ich war selig und habe Hals über Kopf zugesagt. Erwin habe ich mir gar nicht genau angeschaut. Er ist arbeitsbesessen, ein zwanghafter Pedant und war überdies mutterfixiert. Aus lauter Dankbarkeit habe ich auf diese Charakterzüge gar nicht geachtet. Er hat mich vor allem als ‚Arbeits- und Muttertier' geehelicht. Während dieser Ehe habe ich die Achtung vor mir selbst verloren. Ich fühlte mich überhaupt nicht mehr als Frau, weil er mich seit der Geburt unseres jüngsten Kindes auch sexuell nicht mehr begehrte. Mein Liebhaber hat wieder die Frau in mir erweckt. Aber er ist verheiratet. Was soll ich tun?"

Frauen stolpern noch in andere Fallen. Da ist das, was David Schnarch das „Frischfleisch-Modell" der Sexualität nennt. Während sich Männer um die Größe ihres Penis und sein Stehvermögen sorgen, kapitulieren Frauen vor Schwangerschaftsstreifen, Cellulite und Krampfadern. Sie sortieren sich in einem Akt vorauseilender Anpassung aus der Liste begehrenswerter Frauen selbst aus. Oder sie machen das Gegenteil, indem sie sich nur dann als sexuell attraktiv definieren, wenn sie durch die Hände der Schönheitschirurgen gegangen sind und suchtartig Beauty-Farmen frequentieren. Dazu die brasilianische Fernsehschönheit Xuxa: „Die Leute sagen, das seien gar nicht meine Brüste. So ein Quatsch. Ich habe sie doch selbst gekauft."

Während Männer meist die sexuellen Kontakte initiieren und in der Beziehung immer wieder auf Sex drängen, wehren Frauen diesbezüglich häufiger ab. Sie üben damit eine negative Kontrolle aus. Daraus wird nicht selten eine Strategie des Selbstboykotts. Frauen wehren sich *über* die Sexualität, sie üben Macht aus *mittels* Sexualitätsentzug. Anstatt in die offene Schlacht um die Unzumutbarkeiten in der Beziehung zu gehen, bestrafen sie den Mann (und sich selbst!) stumm, erbittert und hartnäckig, indem sie ihm jahrelang den sexuellen Brotkorb hochhängen.

Das haben Männer genauso wenig verdient, scheint mir, wie die Frauen das Desinteresse und die Maulfaulheit der Männer. Der Sex, genauer der Sexentzug, ist oft die letzte Waffe der Frau, aber es ist eine Verzweiflungstat, die die Beziehung gefährlich unterminiert. Oft erscheinen mir Ehen an diesem Punkt wie ein von Termiten unterwühltes, täglich vom Einsturz bedrohtes Beziehungsgebäude. Während Männer, um es noch einmal zu wiederholen, häufig emotionale Sparschweine sind, sind Frauen nicht selten sexuelle Sparschweine. Männer lernen in ihrer Adoleszenz nicht, zu kommunizieren; dem Mädchen, das zur Frau heranreift, wird es hingegen schwerer gemacht, die eigene Sexualität lustvoll zu erleben. Beide können in der späteren, erwachsenen Beziehung im Konfliktfall leichter auf das verzichten, was ihnen weniger wichtig erscheint. Um Sex sollte nicht gefeilscht werden, um das Miteinander-Sprechen auch nicht. Die Lust stirbt daran.

In meiner Praxis hängt ein Cartoon mit der Überschrift: *Wie der 3. Weltkrieg begann*. Frau und Mann liegen frustriert im Bett. Frau sagt: „Nicht heute, ich habe Kopfweh". Der Mann denkt: „Morgen werde ich Diktator."

Eine typische Frauenfalle in der Sexualität ist das überwertige Harmoniebedürfnis. Frauen neigen dazu, Sex grundsätzlich an romantische Liebe und Verschmelzungswünsche zu koppeln. Natürlich ist gegen Harmonie nichts zu sagen. Sie ist ein Schutzgeist jeder Beziehung. Wir wissen auch: Frauen wünschen und brauchen zuerst Zärtlichkeit, dann Sex. Männer wollen eher zuerst Sex, aus dem meist dann ihre Zärtlichkeit und harmonische Wohlgelauntheit erwachsen. Beide Gesichtspunkte haben etwas für sich. Wir können keinen verabsolutieren. Ein wonniger Beischlaf kann die gesunkene Stimmung eines Paares schnell wieder heben. Da ist dem Mann recht zu geben. Umgekehrt ist die Zärtlichkeit sozusagen das Massageöl der Sexualität. Da ist den Frauen recht zu geben. In einem meiner Seminare meinte eine bereits siebzigjährige Frau: „Der Beischlaf am Abend beginnt mit dem Frühstückskuss am Morgen."

Frauen sind häufig durch ihre sexuelle Biografie gehemmter als Männer. Das mögen eine armselige erotische Initiation, die Angst vor Schwangerschaft, Gewalt in einer früheren Beziehung oder, im schlimmsten Fall, ein sexueller Missbrauch gewesen sein. Frauen sind gut beraten, im eigenen Interesse an der Lebenslust, diese erotischen Stolpersteine aus dem Weg zu räumen.

Elisabeth, eine pensionierte vierundsechzigjährige Kommunalbeamtin, erinnerte sich in der Beratung bei mir an ihre romantischen Liebeswünsche. Diese hinderten sie an der realen Sexualität. Elisabeth: „Meine Eltern waren bis zu ihrem Tod total verschossen ineinander. Sie liebten sich und schmusten noch im Alter wie ein junges Liebespaar. Manchmal denke ich, wir Kinder waren für ihr Glück eigentlich überflüssig. Ihre Liebe zueinander genügte eben. Ich wollte selbst auch so eine immerwährende Liebe finden. Ich fand sie lange nicht und habe erst mit dreiundvierzig Jahren geheiratet. Bodo, ein früh verwitweter und gehbehinderter Kollege, schien mir so bedürftig und weich. Mit ihm wollte ich in guten und schlechten Tagen, ‚bis dass der Tod uns scheidet', die Liebe leben. Nichts sollte uns trennen, jeder Tag sollte pures Glück sein. Aber Bodo war auch nur ein Mensch. Er konnte eigensinnig und stur sein, wie ich übrigens auch. Er mochte meine ‚Schleckerei' nicht und war das Küssen und Schmusen von zu Hause her nicht gewohnt. Weil er mich so wenig streichelte und küsste, dachte ich, er liebt mich nicht. Ich bestrafte ihn, indem ich ihn um jedes Bröckchen Sex betteln ließ. Da wurde Bodo knurrig und zog sich in der Freizeit in seine Hobbywerkstatt zurück. Je stärker mein Wunsch nach der totalen Liebe wurde, umso größer wurde meine Enttäuschung. Ich verhärtete.

Dann erkrankte Bodo plötzlich an Magenkrebs. Sein Zustand war kritisch. Es traten Metastasen auf. Er wurde nachoperiert. Ich bangte um sein Leben. Jetzt spürte ich, wie sehr ich ihn doch liebte und wie gehässig ich in meiner Liebesenttäuschung war. Ich begann, ihm einfach Sex zu schenken, ohne eine Gegenrechnung aufzumachen. So wie man einem geliebten Mann, der spät heimkommt, um Mitternacht eine Pfanne Bratkartoffeln anrichtet, einfach so aus Liebe. Bodo war überglücklich. Er konnte das zwar nicht in Worten zeigen, aber ich spürte es an seiner warmen Verlässlichkeit und in vielen kleinen Liebesdiensten, die er als handwerkliches Multitalent an unser altes Fachwerkhaus verschwendete. Da ich eine Sonnenanbeterin bin, zimmerte er mir in seiner Freizeit eine Dachterrasse! Meine Liebe ist realistischer geworden. Es muss nicht immer Kaviar sein."

Frauen wollen Intimität in der Partnerschaft. Das ist gut so, und sie sollten nicht ablassen, dies von Männern einzufordern. Während bei den Männern die Angst vor Nähe das Kardinalproblem darstellt, ist es jedoch für Frauen, auch in der Sexualität, oft die Angst vor der Distanz. Ich möchte es den weiblichen Tristan-und-Isolde-Komplex nennen. Es meint den übersteigerten Wunsch nach Selbstauflösung in der Liebe, nach Liebestrunkenheit in Permanenz, das Schwelgen in nie enden wollenden romantischen Akkorden. Das hält keine Sexualität aus. Sexualität ist ein sprühender Funkenbogen, der Frau und Mann akzidentiell und punktuell verbindet. Sexualität ist das glühende Magma des Vulkans, das sich ergießt, erkaltet und immer wieder von neuen Feuerströmen überlagert wird, um wieder zu erkalten und erneut erhitzt zu werden, im ewigen Wechselspiel.

Die Sexualität kann die letztliche Einsamkeit des Menschen für Sekunden der Lust aufheben, aber nicht grundsätzlich beseitigen. Frauen tun sich oft schwerer als Männer damit, das zu begreifen: Im Sex vermählen wir uns mit der – notwendigen – Gemeinsamkeit, nach dem Sex treten wir wieder in unsere – notwendige – Individuation und Vereinzelung zurück.

Während Männer ihren Körper und ihr Geschlecht meist schön finden, stecken Frauen voller körperlicher und genitaler Selbstabwertung. Die amerikanische Schriftstellerin Eve Ensler hat diese sexuelle Selbstdiskriminierung und die Erlösung von ihr in dem weltberühmten Theater- und Sprechstück *Die Vagina-Monologe* ernst und witzig auf die Bühne gebracht. Eine der Frauen, sie war zweiundsiebzig, hatte erstmals ihre Vagina (betone lateinisch *vagína*) richtig angesehen. Sie hatte sich bisher nur beim Waschen unter der Dusche berührt, aber auch das nicht bewusst und absichtlich. Sie hatte nie einen Orgasmus gehabt. Mit zweiundsiebzig Jahren machte sie eine Therapie. Sie ging eines Tages allein nach Hause, zündete einige Kerzen an, nahm ein Bad, machte entspannende Musik an und entdeckte ihre Vagina. Sie sagte, sie hätte über eine Stunde gebraucht, weil sie damals schon Arthritis hatte, aber als sie schließlich ihre Klitoris gefunden habe, sagte sie, hätte sie geweint.

Eve Ensler hält ihren Monolog so fest: „Da unten? Da unten bin ich seit 1953 nicht mehr gewesen. Nein, das hat mit Eisenhower nichts zu tun. Nein, nein, da unten ist ein Keller. Der sehr feucht und modrig ist. So dass man da auf keinen Fall hinunter will. Glaub mir. Dir würde schlecht werden. Du kriegst keine Luft mehr. Sehr eklig. Dieser Geruch nach Feuchtigkeit und Schimmelpilz und allem. Puh! Stinkt unerträglich. Und setzt sich in deinen Kleidern fest."

Später bekennt die alte Frau die potenzielle ozeanische Kraft ihrer nie gelebten Sexualität „da unten": „Eine Weile hatte ich Träume, ziemlich komische Träume. O, oha, die waren albern. Warum? Burt Reynolds. Keine Ahnung. Warum gerade der. Im Leben hat er nie viel für mich bedeutet, aber in meinen Träumen schon ... Burt war's. Burt war's einfach. Es war mehr oder weniger immer der gleiche Traum. Wir sind zusammen aus. Burt und ich ... In irgendeinem Restaurant, sehr groß mit Kronleuchtern und mit allen Schikanen und Hunderten von Kellnern in feinen Westen. Burt schenkt mir eine Anstecknadel mit Orchideen. Ich stecke sie mir an meinen Blazer. Wir lachen. Und essen Krabben-Cocktails. Sie sind immer riesig, die Krabben. Wir lachen wieder. Wir sind richtig glücklich zusammen. Dann schaut mir Burt tief in die Augen und zieht mich an sich, mitten im Restaurant. Und gerade, als er mich küssen will, fängt der ganze Raum an zu beben. Tauben fliegen unter dem Tisch hervor (ich weiß nicht, was die Tauben dort zu schaffen hatten), und die Überschwemmung breitet sich direkt von da unten aus. Es strömt nur so aus mir heraus. Es strömt und strömt. Mitten drin sind Fische und kleine Schiffe, und das ganze Restaurant ist überflutet, und Burt steht bis zu den Knien in meiner Überschwemmung, und man sieht ihm an, dass er schrecklich enttäuscht ist von mir, weil ich es wieder getan habe, und er schaut voller Entsetzen zu, wie seine Freunde, Dean Martin und diese Leute, an uns vorbeischwimmen in ihren Smokings und Abendkleidern. Diese Träume habe ich nicht mehr. Nicht mehr, seit sie mir so gut wie alles entfernt haben, was mit da unten zu tun hatte. Die Gebärmutter, die Eileiter und das ganze Drum und Dran, beides herausgenommen. Der Arzt dachte wohl, er wäre witzig. Er sagte zu mir: Wer es nicht benutzt, dem wird es rausgeputzt."

In den *Vagina-Monologen* berichtet Eve Ensler auch: „In einem Hexenprozess im Jahre 1593 entdeckte der Untersuchungsrichter (ein verheirateter Mann) offenbar zum ersten Mal eine Klitoris und identifizierte sie als Zitze des Teufels. Ein sicherer Beweis für die Schuld der Hexe ... Der Hexe wurde der Prozess gemacht."

Es muss für eine Frau wundervoll sein, die Schönheit und den Zauber des eigenen Geschlechts, ihrer „Muschel", zu entdecken: „Meine Vagina ist eine Muschel, eine runde rosafarbene empfindliche Muschel, die sich öffnet und schließt, schließt und öffnet. Meine Vagina ist eine Blume, eine ungewöhnliche Tulpe, deren Zentrum spitz und tief, deren Duft köstlich ist, deren Blätter zart und doch kräftig sind." Eine andere: „Meine Vagina hatte ich immer als unabhängiges Wesen empfunden, das wie ein Stern in seiner eigenen Galaxie umherwirbelt, um schließlich in seiner eigenen gasförmigen Energie zu verglühen oder zu explodieren und sich dabei in Millionen von kleineren ebenbürtigen Vaginas zu spalten, von denen wieder jede in ihrer eigenen Galaxie umherwirbelt."

Eve Ensler fragt die Zuschauerrinnen und Leserinnen ihres Stücks. „Wenn deine Vagina sprechen könnte, was würde sie sagen – in drei Worten?" Genau diese Fragen sollten Frauen sich einmal poetisch beantworten. Vielleicht praktizieren sie einmal die epistolare Therapie „Meine Vagina schreibt mir einen Brief"!

Das ist gar nicht so absurd, wie es vielleicht zunächst scheinen mag. In meinen Männergruppen animiere ich die Teilnehmer in Form einer entsprechenden Übung „Mein Penis schreibt mir einen Brief". „Ich bin sauer auf dich", schrieb so ein Penis an seinen Besitzer, „weil du mich wahllos und ohne Vorwarnung überall hineinstopfst". Ein anderer Penis beklagte sich: „Du hast mich offensichtlich vergessen. Nie hast du Zeit für mich. Deine Arbeit ist dir viel wichtiger. Wunderst du dich, dass ich längst aus der Übung gekommen bin?" Ein dritter Penis meuterte: „Warum haderst du ständig mit mir, ich sei zu klein? Dass ich flink wie ein Wiesel bin, das schätzt du gar nicht!"

Die „Hexe Klitoris" – in dieser Verunglimpfung steckt ein Körnchen Wahrheit – allerdings positiver, als es sich die mittelalterlichen Hexenjäger vorstellten. Die Frau kann sich und den Mann mit der archaischen Kraft ihres weiblichen Eros wahrhaft köstlich verhexen. Frauen dürfen ihre sexuelle Neugier entwickeln und wie ein gutes Kapital hoch verzinsen.

Julia, eine Klientin, erlaubte mir, ihren Brief über die Befriedigung ihrer ersten sexuellen Neugierde hier zu veröffentlichen: „Nachdem ich von zu Hause überhaupt nicht aufgeklärt worden bin und alles, was mit Sexualität und Nacktheit zu tun hatte, nur negativ besetzt war, machte sich in mir eine Sehnsucht nach dem Unbekannten breit. Ich war fünfzehn Jahre alt und hatte mir für das ‚erste Mal' den Pflegevater meiner damaligen Freundin ausgesucht. Ich wollte mit einer anderen Freundin zelten und abends bei ihm zum Feiern gehen. (Er hat oft mit uns jungen Leuten Feten gefeiert, er war nicht verheiratet.) Meine Freundin kniff aber kurz vorher, und so ging ich alleine, obwohl ich wusste, wir würden im Bett landen. So war's dann auch. Ich wurde anschließend mit Krimsekt begossen und fühlte mich richtig als Frau. Immerhin war es ein ganz reicher Mann, einundzwanzig Jahre älter als ich, fuhr Cabrio und hatte ein großes Motorrad, wie im allerbesten Liebesroman. Am nächsten Morgen, als ich vom ‚Zelten' nach Hause kam, hatte ich ein derart schlechtes Gewissen meinen Eltern gegenüber, dass ich manchmal glaube, das ist bis heute geblieben. Auch hatte ich ganz fürchterliche Angst, man könnte mir im Gesicht ansehen, dass ich keine ‚Jungfrau' mehr bin. Denn ich war doch immer das ‚brave' Mädchen, das um 21.30 Uhr pünktlich nach Hause kam, dann allerdings gegen 22.30 Uhr aus dem Fenster stieg und die Nacht noch einmal zum Tag machte.

Wenn ich diese Zeilen so schreibe, glaube ich, dass ich von Beginn der Pubertät bis heute dieses natürliche Erwachen der Sexualität durch die verklemmte Erziehung meiner Eltern unterdrückt habe. So hatte ich auch Schuldgefühle, als ich das erste Mal schwanger war (mit dreiunddreißig Jahren!). Denn damit war doch wohl eindeutig klar, dass ich Geschlechtsverkehr mit meinem Mann habe! Oje, ich glaube, ich habe hier noch einiges aufzuarbeiten." Das dürfte stimmen. Die Hexe Klitoris lässt grüßen.

Der indische Denker Krishna Murti bekräftigt dies (in *Von der Liebe und der Einsamkeit*) mit dem Gedanken: „Warum beschäftigt Sex unseren Geist so sehr? Weil er einen unübertroffenen Fluchtweg darstellt. Er ist das beste Mittel, um absolute Selbstvergessenheit zu erreichen. Einen Augenblick lang, wenigstens eine Sekunde, vergessen wir uns ganz und gar – und es gibt kein anderes Mittel, sich selbst zu vergessen … Wenn man im Leben nur eine einzige Möglichkeit hat, den Königsweg zur vollkommenen Flucht einzuschlagen, hält man sich daran fest, denn es ist der einzige Moment, in dem man sich glücklich fühlt. Alle anderen Probleme werden zu Albträumen. Man klammert sich also an jene einzige Sache, die völlige Selbstvergessenheit garantiert und die man Glück nennt. Aber klammert man sich daran, wird auch das Glück zum Albtraum, und man will sich schließlich davon befreien. Man möchte nicht zum Sklaven werden."

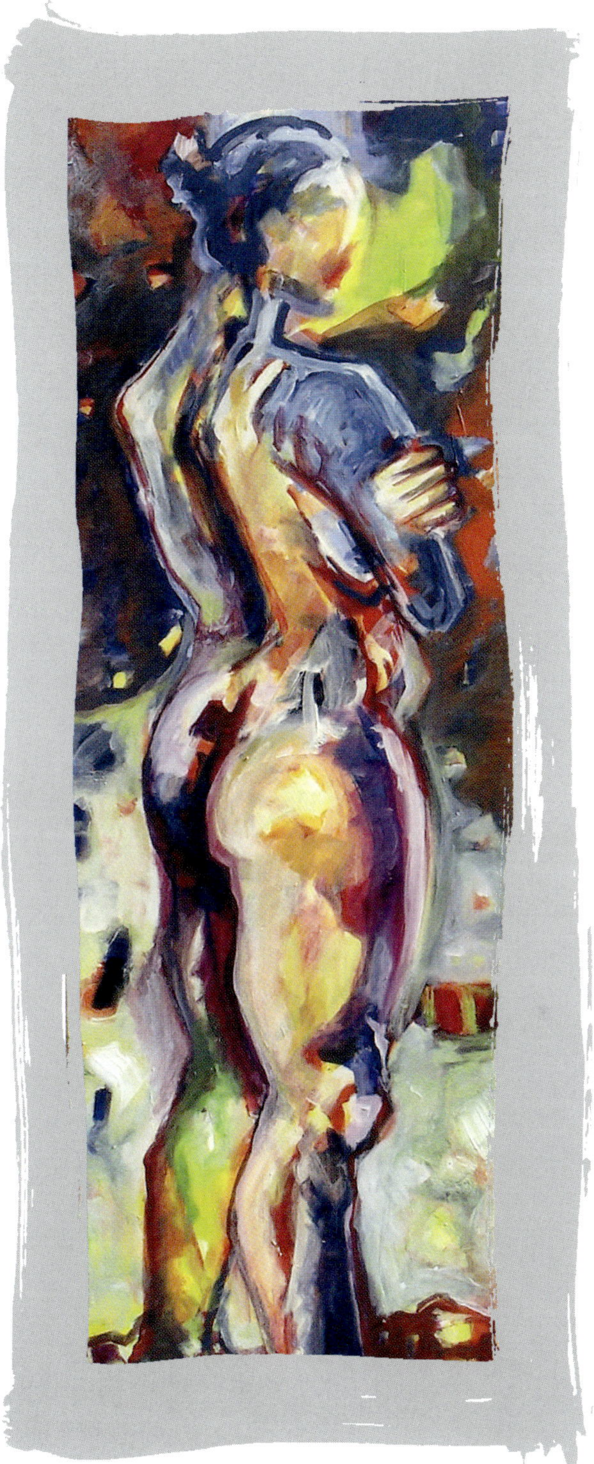

„… ich muss nachdenken“

Langsam flaute unsere Lust ab

Der kleinste gemeinsame Nenner

Die Götter langweilten sich,
darum schufen sie den Menschen.
Adam langweilte sich,
darum wurde Eva erschaffen.
Von diesem Augenblick an
kam die Langeweile in die Welt
und nahm zu in genauem Verhältnis
zur Menge der Menschen.

Sören Kierkegaard (1813–1855)
Entweder-Oder

Nüchtern betrachtet ist, wie wir bei Schopenhauer sahen, das ganze sexuelle Welttheater ein raffinierter Trick der Natur, um das Leben zu erhalten. Die Sexualhormone sorgen beim jungen, fortpflanzungsfähigen homo sapiens für die verführerische Verpackung des „Produkts“: Busen, Po, Penis, auch die Augen, der Geruch, Haare, Hautfarbe und Stimme zählen zum Arsenal des Sexappeals. Wenn der Sex nicht so aufregend wäre, wären wir wohl zu faul, um Kinder zu zeugen. Der Spaß steht am Anfang, oder, wie der Maler Toulouse Lautrec bemerkte, „Die Ehe ist eine lange Mahlzeit, die mit dem Dessert beginnt“.

Genau da liegt aber auch das Problem der sexuellen Gewöhnung und Entwöhnung. „Heute nicht, Liebling“ ist in deutschen Schlafzimmern häufig zu hören. Was Psychotherapeuten und Sexualwissenschaftler schon lange beobachteten, bestätigte im Jahr 2005 eine Online-Studie. Die Deutschen haben immer weniger Sex. In der Erhebung des Instituts für Psychologie der Universität Göttingen gab die *Hälfte* der einundfünfzigtausend Teilnehmer an, dass Sex in ihrer Partnerschaft zu kurz komme.

Am Anfang der Beziehung stattet uns die Natur mit Lust aus, damit wir zueinander finden und im Sinn der Arterhaltung kopulieren. Ist es jedoch zwangsläufig, dass wir später oft zu Sexmuffeln degenerieren? Jane Smiley beschreibt in ihrem Roman *Mo* (Frankfurt/Main 2005) die klassische Materialermüdung einer Ehe: „Sie hatte gedacht, sie würden in dieser Nacht zusammen schlafen, aber es war nichts geschehen. Das ist vermutlich ein schlechtes Zeichen. Das heißt, vermutlich ist es eher ein schlechtes Zeichen, dass ihre Leidenschaft in den letzten zwei oder drei Jahren stark abgeflaut ist und ihr wie ein Haus in der Nachbarschaft vorkommt, in dem sie früher einmal gewohnt haben, aber jetzt nicht mehr. Auf jeden Fall ein schlechtes Zeichen ist ihr Gleichmut angesichts dieser Tatsache. Sie scheint Sex gar nicht unbedingt zu brauchen. Früher dachte sie immer, sie brauche ihn; in den frühen Siebzigerjahren hatte sie sogar einen trotzigen Stolz auf dieses Bedürfnis empfunden, das ihre Eltern zum Beispiel nicht teilten. Und jetzt hatte sie dieses Bedürfnis nicht mehr und er auch nicht, und ein erfülltes Liebesleben ist bloß noch eine Tugend wie jede andere, etwas, das man sich halb abringt und halb genießt – wie genügend Ballaststoffe zu essen oder ausschließlich vegetarisch zu kochen."

Warum flaut die Lust in fast allen Beziehungen im Laufe der Jahre ab? Janes Smileys Protagonistin ist ratlos: „Die Schwierigkeit bestand darin herauszufinden, ob sie ihn nach all den Jahren noch liebte, beziehungsweise nach all den Jahren herauszufinden, was Liebe eigentlich war. Einerseits fand sie, dass ihm das Alter gut stand. Er gefiel ihr besser als die Ehemänner ihrer Freundinnen. Sie fand, ihre Kinder konnten sich glücklich schätzen, ihn zum Vater zu haben, auch wenn sie noch zu jung waren, um das zu begreifen. Sie wusste, er war ein von Grund auf liebenswerter Mensch, sie fand sein leidenschaftliches Bedürfnis, die Welt zu verbessern, immer noch manchmal erregend, und jedes Mal, wenn sie sich an seinen warmen Körper schmiegte, durchströmte sie ein Gefühl der Wonne. Reichte das aus, um von Liebe zu sprechen? Andererseits würde sie, vor die Wahl gestellt, sein Leben oder das der Kinder zu retten, sich ohne Zögern für die Kinder entscheiden. Und von Zeit zu Zeit verspürte sie nach dem einen oder anderen Filmschauspieler ein heftiges Verlangen, das sie für ihn nicht mehr empfand, und sie genoss die Vorfreude auf ein exquisites Essen eher als die Vorfreude auf eine Liebesnacht. Reichte das aus, um von Gleichgültigkeit zu sprechen?"

Eine gewisse Lustlosigkeit ist in Langzeitbeziehungen schlichtweg normal. Es ist in den meisten Fällen nicht Gleichgültigkeit, wenn die Lust erschlafft, sondern es sind Abstumpfung, Gewohnheit, Sicherheitsbedürfnisse und Überforderungen, welche dem heißen Sex den Garaus machen. Da ist einmal die Arbeitsteilung von Frau und Mann mit ihrem hohen Leistungsdruck. Das habe ich, um nur ein einziges Beispiel aus Hunderten auszuwählen, bei Jan und Eva erlebt. Jan, achtunddreißig, war Zahnarzt. Er baute sich eine gutgehende Praxis auf. Für den Ankauf dieser Praxis, die Erneuerung der apparativen Ausstattung sowie für den Bau seines Hauses verschuldete sich Jan mit rund einer Million Euro. Die

Hypothekenlast drückte mächtig. Jan arbeitete rund um die Uhr, regelmäßig auch am Samstag bis 14.00 Uhr. Um Geld zu sparen, fungierte Eva vormittags als eine seiner beiden Assistentinnen und übernahm abends und am Wochenende die aufwändige Buchführung des Betriebes. Jan und Eva hatten zwei Kinder, einen Jungen und ein Mädchen, fünf und vier Jahre alt. Als Säuglinge waren sie von Evas Mutter vormittags betreut worden, jetzt gingen sie in den Kindergarten. Eva und Jan, die ein glänzendes und hochmotiviertes Arbeitsteam darstellten, klagten, dass ihre Sexualität „im Alltag eingeschlafen" sei und sich nur noch im Urlaub melde. Eva: „Es ist wie ein Stromausfall".

Hier sind die Gründe für die sexuelle Ermüdung mit den Händen zu greifen. Jan ist längst stärker mit der Praxis verheiratet als mit seiner Frau. Er rackert unermüdlich und aufopferungsvoll. Eva ist eine hervorragende Teampartnerin; sie identifiziert sich mit seiner zahnärztlichen Tätigkeit, ist darüber hinaus eine hingebungsvolle Mutter und organisiert mit der „linken Hand" auch noch den anspruchsvollen 4-Personen-Haushalt samt Hund und Garten. Hier ist weder Kraft übrig für Sexualität, die Ausgeruhtheit und Muße erfordert, noch auch nur für gemeinsame Projekte. Längst hat das Paar den gemeinsamen Volkshochschulkurs Spanisch aufgegeben. Es lädt keine Freunde mehr ein. Auf meine Frage, wann Eva und Jan zum letzten Mal im Kino gewesen seien, ernte ich verblüfftes Schweigen. Eva und Jan gehen höflich miteinander um, doch beide opfern ihre Autonomiewünsche und die Sexualität zu Gunsten des Berufs und der Familienharmonie. Jan erläutert: „In meinem kleinen Stadtteil haben sich in den letzten drei Jahren gleich fünf neue Kollegen niedergelassen, dadurch ist mein Jahresumsatz gesunken. Wenn ich nicht so hohe Hypotheken zu tilgen hätte, wäre mir das sogar angenehm, weil es mich arbeitsmäßig entlastet. Aber so geht es schlicht um mein Überleben." Um es überspitzt zu formulieren: Wer denkt schon bei Todesangst an Sex?

In diesem Fall gab es aber noch zwei weitere Sexkiller: die kleinen Kinder. Fast in allen Beziehungen beginnt die Sexualität mit der Geburt eines Kindes erst einmal zu schwächeln. Die Gründe liegen auf zwei Ebenen. Einmal ist vor allem die junge Mutter chronisch überfordert. Sie muss das Kind in der Nacht stillen, sie ist übernächtigt und erschöpft; sie leidet unter Konzentrationsproblemen und schafft mit Mühe die Hausarbeit. Der junge Vater steht ihr meist bei, steckt selbst in der beruflichen Aufbauphase und verkraftet den Dauerstress schwer. Gerade noch war die kinderlose Beziehung voller partnerschaftlicher Intensität, herrlicher Urlaube und aufregender sexueller Experimente; jetzt ist Disziplin angesagt. Jan: „Unser Sohn war eine Nervensäge. Er schrie Tag und Nacht und kränkelte häufig." Die Familie ist zum Arbeitsplatz geworden, der Sex emigriert.

Zum anderen verändert sich die psychodynamische Situation des Paares grundlegend. Die anfänglich so sexy junge Frau mutiert in den Augen ihres Mannes zur Mutter, oft zur Glucke. Sie ist plötzlich fast nur noch auf das Kind konzentriert. Der Mann wird zur Nebenfigur. Außerdem herzt und schmust sie das Götterkind so ausgiebig, dass ihre libidinösen Energien weitgehend gesättigt sind. Schlimmer noch: Ihre Brüste werden zu „Milchfabriken"; sie „gehören" nicht mehr dem Mann, sondern dem Kind. Das ist ein Prozess der Enterotisierung ihres Körpers und der Partnerschaft. Denn Frau und Mann konzentrieren sich auf ihre Mutter- bzw. Vaterschaft und verlieren sich als sexuelle Partner aus den Augen. Am gefährlichsten wird es, wenn sie sich nun auch noch als „Vati" und „Mutti" ansprechen. Mit „Vati" oder „Mutti" schläft man nicht!

Ein drittes Sedativum gegen die Sexualität kommt hinzu. Dieses Schlafmittel ist mir bei Eva und Jan in meiner therapeutischen Arbeit aufgefallen. Jan war ein konstitutionell zarter und unsportlicher Mann, dem die oft zehnstündige Präzisionsarbeit am Patienten und die anschließende Schreibarbeit körperlich stark zusetzte. Eva berichtete: „Er kommt abends gegen 20.00 Uhr völlig erschossen heim. Ich muss ihn dann erst einmal wie eine Mutter umsorgen und seelisch wieder aufrichten. Ich bekoche ihn, lasse ihm ein Bad ein, lege ihm den gewärmten Bademantel heraus." Prägnanter kann man es kaum sagen als Eva – sie hatte eine Mutter-Sohn-Beziehung zu Jan entwickelt. Er war sozusagen ihr drittes Kind. Das bringt jedoch den Sex zum Erlöschen, hier wird gleichsam eine weitere inzestuöse Schranke errichtet.

Mutter-Sohn-Übertragungen, Vater-Tochter-Übertragungen und Bruder-Schwester-Beziehungen bilden das innere Gerüst vieler Partnerschaften. Das ist so abartig nicht, wie es auf den ersten Blick aussehen mag. Langzeitbeziehungen sind gerade deshalb so anrührend und kostbar, weil sie eben protektive, also sich gegenseitig beschützende Qualitäten entwickeln. Das geht auf Kosten der Sexualität. Während zu Beginn der jungen Liebe die Sexualität das ideale Bindungsmittel schlechthin ist und die Beziehung fixiert, bezieht die Langzeitbeziehung ihre Stabilität aus den Projekten Beruf, Kinder, Hausbau, gemeinsame Verpflichtungen. Damit wird die Sexualität, dramatisch formuliert, funktions- und arbeitslos. Als Paartherapeut muss ich in diesem Zusammenhang übrigens immer wieder mit Respekt konstatieren, dass es Paare im mittleren und höheren Alter gibt, die ohne Sexualität, wohl aber mit Zärtlichkeit zusammenleben und glücklich sind. Sexualität ist unendlich viel, aber sie ist eben doch nicht alles. Entscheidend ist die Liebe, von der Ovid sagt: „Amor vincit omnia, die Liebe besiegt alles."

Wenn die Lust langsam abflaut, so sind meist auch mangelnde Aggression und Konfliktfähigkeit im Spiel. Jan und Eva fühlten sich schon lange nicht mehr in ihren Rollen wohl. Beide hungerten nach Kontakt mit Freunden, getrennten und gemeinsamen Freizeitunternehmungen, Hobbys, sozialem Engagement und spiritueller Verankerung. Beide kehrten dieses Konflikt- und Entwicklungspotenzial unter den Teppich. Sie erlagen letztlich auch dem wohl gefährlichsten, weil unsichtbaren, geräusch- und geruchlosen Sexkiller: der Langeweile.

Warum sollte ich „scharf" sein und prickelnde Lust auf meinen Partner haben, wenn ich ihn als Langweiler empfinde? Wie soll ich im Kronleuchter hängen und Brunftrufe ausstoßen, wenn ich dem anderen kein

Sterbenswörtchen über meine sexuellen Fantasien verrate? Wie kann ich mich in den Abgrund der Lüste fallen lassen, wenn ich Sex mit dem Charme einer Banküberweisung praktiziere? Der Sexualforscher Volker Sigusch bemerkt dazu im *STERN* (10/2005) mutig-provokant: „Ein Hauch von Perversion ist der Garant andauernder normaler Sexualisierung in Paarbeziehungen. Ungewöhnliche ‚schmutzige' Fantasien und Praktiken sind die Lava, die in die Adern gegossen werden muss, soll die Erregung immer wieder entflammen. Ungewöhnlich müssen die Fantasien sein, weil jede Routine die Affekte drosselt. ‚Schmutzig' müssen die Fantasien sein, weil Reinheit, Sauberkeit, Gewissenhaftigkeit und Rationalität die Gifte sind, die jede Erotik vertreiben."

Selbstverständlich ist auch die *Ebenbürtigkeit* der Partner eine Voraussetzung guter Sexualität. Wenn zum Beispiel eine gedemütigte Frau auf den Knien vor ihrem Mann liegt (oder umgekehrt), dann wird sie nicht mit ihm schlafen wollen. Ich pflege das Paaren zu demonstrieren, indem ich mich vor den dominanten Partner hinknie: Der Sex geht aus dieser anatomischen Position rein physisch nicht. Meine Demonstration löst meist Lachen aus. Das Paar ist nicht gekränkt, sondern begreift sein liebestötendes Gefälle.

Die sexuelle Liebe braucht immer wieder, wie ich unter anderem in meinen Büchern *Das sprachlose Paar* und *Liebesarbeit* (beide im emu Verlag, Lahnstein) dargestellt habe, Aufregung, Erneuerung, Gleichberechtigung, Bewältigung von Krisen, Konfliktfähigkeit und vor allem schöpferische Distanz. „Die Säulen des Tempels stehen einzeln", heißt es in Khalil Gibrans Gedicht *Über die Ehe*, „und Eichbaum und Zypresse wachsen nicht im gegenseitigen Schatten."

Sonst einigt sich das Paar, wie Ulrich Clement (in *Systemische Sexualtherapie*) festhält, auf eine „Sexualität des kleinsten gemeinsamen Nenners": „Indem die Partner als Sexualität nur das gelten lassen, was ihnen gemeinsam ist (geteiltes Begehren), und damit die Differenz ausschließen, tabuisieren sie die Tatsache, dass zwei Partner zwei unterschiedliche sexuelle Subjekte sind ... Der erotische Abstimmungsprozess folgt der Regel: Gut ist nur das, was wir beide wollen."

Clement kommt zu dem Schluss: „Rücksicht und Gegenseitigkeit, also durchaus Tugenden der partnerschaftlichen Kooperation, können im erotischen Kontext dann sedative (einschläfernde – M.J.) Wirkungen haben ... [Die] Alltagssexualität ... wird nicht richtig schlecht – und auch nicht richtig gut."

Zu viel Befriedigungsgewissheit und Vertrautheit scheint sexuelles Begehren zu verhindern. Das heißt aber andererseits nicht, das wir aus der Sexualität einen Fetisch machen sollten. Die Vorstellung von der ewigen Leidenschaft ist ein Märchen; sie ist irreal und romantisch. Wir stehen immer wieder vor dem Balanceakt, einerseits die Glut unter der Asche der Sexualität anzufachen, andererseits die Beziehung nicht auf Teufel komm raus zu sexualisieren und mit übertriebenen Erwartungen zu befrachten. Sexualität ist wie Segeln. Mal dümpelt sie im Hafen der Langzeitbeziehung vor sich hin, mal blähen sich ihre Segel unter einer „steifen" Brise.

Jedes Paar muss überdies selbst definieren, was es unter einer guten Sexualität versteht. Das lässt sich mit allgemeinen Normen weder quantifizieren noch qualifizieren. Das eine Paar kann drei Mal in der Woche miteinander schlafen und hat doch eine enttäuschende, lust- und gefühlsarme Sexualität. Das andere Paar findet einmal im Vierteljahr zueinander, feiert dabei aber jedes Mal eine Hoch-Zeit.

Mir erscheint es als realistisches Ziel, eine *ausreichend gute Sexualität* anzustreben. Wenn ich selbst manchmal am Abend im Bett erschöpft noch ein Fachbuch durcharbeite, überrascht mich meine Frau oft ohne Hintergedanken spontan mit einem Kuss. Ich pflege dann ironisch zu sagen: „Bitte keine sexuelle Belästigung am Arbeitsplatz!". Muss sexuelle Lustlosigkeit immer eine Krise darstellen? Geht es den meisten von uns nicht so, dass wir in Zeiten äußerster Beanspruchung den Sex auf ein ruhiges Wochenende oder den Urlaub vertagen? Mein Lehrmeister, der große systemische Paartherapeut Hans Jellouschek (Tübingen), der unter anderem den „Seitensprungklassiker“ *Warum hast du mir das angetan?* geschrieben hat, pflegt bei sexuell lustlosen Paaren erst einmal zu fragen: „Ist das für euch ein Problem?“.

Wenn die sexuelle Unzufriedenheit allerdings chronisch wird, wird sie häufig der Anlass fürs Fremdgehen. Ich kann mich hier kurz fassen, denn ich habe dieses Thema in meinem Buch *AußenBeziehung. Ende oder Neubeginn der Liebe?* (emu Verlag, Lahnstein) ausführlich behandelt. Wenn die Frau sich verschlampen lässt und herumzickt oder der Mann die Abende mit dem Bier in der Hand vor der Glotze verbringt, seine dreckigen Socken herumliegen lässt und in der Nase bohrt, dann wird die Ehe, mit dem Dichter Gottfried Benn zu sprechen, „eine Institution zur Lähmung des Geschlechtstriebs“. Aus dem früheren erotischen Neuland ist Brachland geworden. Alltagsfrust und Ärger dominieren, das offene Gespräch ist versiegt wie Wasser in der Wüste. Dann taucht plötzlich ein Dritter, ein Mann oder eine Frau, vor dem Käfig dieser Ehe auf. Die heimliche Liebe wird zum Lebenselixier. Die Frau erlebt eine Wiedergeburt ihrer Weiblichkeit. Sie könnte jubeln, tanzen; sie fühlt sich zwanzig Jahre jünger.

Stefanie, fünfundfünfzig, früh verrentet und Hausfrau, verriet mir: „Mit meinem Liebhaber, einem jüngeren Italiener, spreche ich, wenn mein Mann auf Dienstreisen ist, ganze Nächte durch. Er ehrt mich. Er teilt meine Begeisterung für klassische Musik. Ich spiele Cello, er Saxophon. Wir spielen zusammen. Dass Sex so schön sein kann, davon hätte ich nicht einmal zu träumen gewagt. Natürlich habe ich ein rabenschwarzes Gewissen gegenüber meinem Mann, der so korrekt und brav ist. Aber das ist es ja gerade. Er langweilt mich, besonders seit die Kinder aus dem Haus sind.“

Oswald, siebenundvierzig, ein Metzgermeister mit eigenem Geschäft, verliebte sich in eine seiner Angestellten, eine geschiedene alleinerziehende Mutter. Oswald: „Es ist himmlisch. Endlich bin ich sexuell satt. Meine Geliebte gibt mir alles. Bei meiner Frau komme ich mir diesbezüglich immer wie ein Hund vor der eigenen Metzgerei vor – er bellt und darf nicht rein."

Wenn der Dritte vor der Tür erscheint, dann ist eine Entscheidung fällig. Das ist gut so. Dabei handelt es sich nicht vordergründig um die Entscheidung für den einen oder anderen, sondern um die Wahrheit. Jetzt ist spätestens der Zeitpunkt gekommen, an dem Frau und Mann (oder Frau und Frau oder Mann und Mann) eine Inventur ihrer Beziehung vornehmen müssen, und zwar gemeinsam. Es ist dabei müßig, sich gegenseitig Schuldfragen an den Kopf zu werfen.

Außenbeziehungen weisen in der Regel auf schwere Defizite in der Binnenbeziehung hin. So gesehen bietet die Krise des Seitensprungs, so sehr sie auch den absoluten Vertrauensbruch und den Supergau der Beziehung darstellt, die Chance, sich gegenseitig mit überfälligen Wahrheiten zu konfrontieren. Ein seelischer Frühjahrsputz ist dringend notwendig. Es ist an der Zeit, neue Beziehungsverträge, auch für das Bett, zu formulieren. Wie oft höre ich den Satz von Paaren, die eine Außenbeziehung „verdauen" müssen: „Wir haben noch nie so viel miteinander gesprochen wie seit dieser Krise."

Paradoxerweise wird häufig in Folge einer Außenbeziehung die gemeinsame Sexualität schlagartig besser: Weil Frau und Mann sich selbst fremd geworden sind. Angst und Werbung um den anderen finden wie schon lange nicht mehr statt. Eine Prise Angst muss sein in der Beziehung.

Es lohnt sich, gegen die sexuellen Flauten in der Ehe oder Langzeitbeziehung zu kämpfen. Der Preis ist, wie der Publizist und Fernsehmoderator Roger Willemsen hymnisch jubiliert, einzigartig: „Man muss nicht essen und nicht trinken, es stört einen nichts mehr, nicht der Körpergeruch, nicht, ob man in einer Pfütze liegt, so ein Orgasmus, das ist, als ob man Gott auf die Lippen küsst."

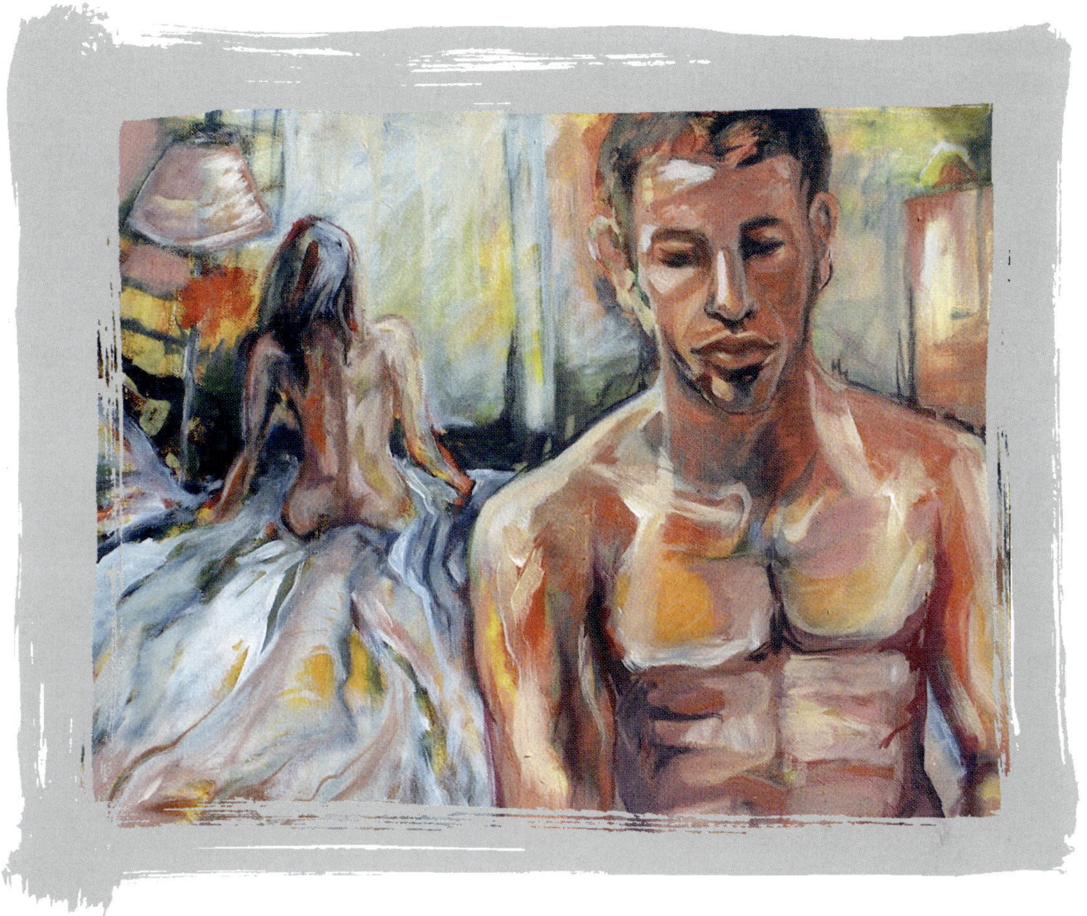

„Wie geht es weiter?“

Das Labyrinth der Beziehung

Sexuelle Störungen und ihre Heilung

Ich saß bei dir am Bett und fühlte jede
Bewegung des Plumeaus, als wärst es du.
Wir sprachen klug und deckten mit der Rede
das, was geschehen sollte, auf und zu.

Es war ein Zweikampf in gepflegter Prosa.
Du lagst im Bett. Ich saß und hielt mich stramm.
Es roch nach Puder. Und das Licht war rosa.
Und manches Wort wog zwanzig Kilogramm.

Du wolltest nicht, dass ich bloß bei dir säße …
Du wolltest aber, wie ich bald erriet,
dass ich dich erst auf dein Kommando fräße!
Du lagst im Bett und machtest Appetit.

Und dabei wusstest du, dass ich das wüsste,
und wusste ich, du wüsstest längst: er weiß.
Und zeigtest du ein bisschen sehr viel Büste,
dann nickte ich und sagte: „Es ist heiß."

Wir waren ganz und gar nicht zu beneiden.
Wir schütteten die Stimmung durch ein Sieb.
Am Ende wusste keiner von uns beiden,
wer das, was beide wollten, hintertrieb.

Der Morgen dämmerte. Die Vögel sangen.
Bis sechs Uhr dreißig währte das Duett.
Und wie ging's weiter? Dann bin ich gegangen!
Sonst säß ich heute noch bei dir am Bett.

Erich Kästner

Was ist los mit diesem Paar, von dem uns Kästner so traurig lächelnd erzählt? Warum muss sie erst das sexuelle Kommando geben? Warum gibt er es nicht? Er weiß doch, und sie weiß, dass er es weiß, dass sie auf den erotischen Dammbruch wartet. Warum sprechen die beiden Hormongepeinigten nicht über die Störung? Nun, sie wissen nicht, wer das, was beide wollen, hintertreibt. Kurz gesagt, es geht Kästners Liebespaar wie uns. Wir haben sexuelle Störungen, aber wir wissen nichts von ihnen. Wir sind hilflos. Dabei sind Irritationen und Störungen der Sexualität normal. Man sollte sie nicht pathologisieren. Es dürfte kaum ein Paar geben, dem derartige Situationen völlig unbekannt sind. Sexuelle Störungen sind ihrem Wesen nach auf zwei Arten reaktiv: Entweder sie resultieren aus Traumatisierungen in der Kindheit oder sie sind Antworten auf aktuelle Unverträglichkeiten zwischen dem Paar. Eine störende Sexualität ist zuvor gestört worden.

Jede Beziehung, auch die scheinbar einfachste, ist ein wahres Labyrinth von Gefühlen, widersprüchlichen Strebungen, Ängsten, Rückzügen, Kompensationen, Erlösungen und Stillhalteabkommen. So viel Beziehungsstörungen es gibt, so viele sexuelle Störungen gibt es auch. Wir haben, wie etwa im Falle von Eva und Jan, schon einige kennen gelernt. Natürlich gibt es auch durchaus massive organische Funktionsstörungen. Bei Männern erlebe ich sie oft als Nebenwirkung einer Dauermedikation, zum Beispiel von Beta-Blockern, ferner nach Prostata-Operationen. Rauchen, regelmäßig Alkohol trinken und Übergewicht sind berüchtigte Libidokiller. Aus der Unzahl möglicher Sexualkonflikte beschränke ich mich im Folgenden auf drei Beispiele typischer Störfälle:

Karl und Marie-Luise, knapp um die dreißig Jahre und kinderlos, trieb das bekannte Symptom der Lustlosigkeit in meine Praxis. Sie waren beide Bibliothekare, arbeiteten im Archiv und hatten somit wenig Publikumskontakt. Beide wirkten auf mich ernst, scheu und eher passiv. Marie-Luise nannte das Geheimnis ihrer beider Partnerwahl offen beim Namen: „Ich fühlte mich immer als Mauerblümchen. Ich halte mich für unscheinbar. Männer haben sich nie nach mir umgedreht. Als ‚Arbeitsbiene' wurde ich immer schon geschätzt. Bis zum Ende meines Studiums hatte ich keinen Freund. Manchmal habe ich geweint vor Sehnsucht nach Liebe. Natürlich habe ich das keinem verraten. Dann lernte ich auf einer Fachtagung Karl kennen. Er war so schüchtern und zart. Das gefiel mir. Das nahm mir etwas die Angst, die ich immer vor Männern hatte. Ich fasste Mut und schrieb Karl, der fünfhundert Kilometer weiter wohnte, eine Postkarte, sogar mit meiner Adresse."

Jetzt schaltete Karl sich ins Gespräch ein: „Das war eine grandiose Idee von Marie-Luise. Ich fand sie nämlich schön und gescheit. Aber ich getraute mich nicht, ihr meine Gefühle zu gestehen, obwohl wir uns beim Essen und in den Pausen an der Akademie blendend verstanden hatten. Ich hatte Schiss. Zwei Mal waren mir Frauen nach wenigen Wochen der Bekanntschaft einfach weggelaufen. Ich hatte keinen Sex mit ihnen gehabt. Seitdem fürchtete ich mich vor Frauen. Marie-Luise baute mir mit ihrer Postkarte eine Brücke. Wir begannen zu mailen und zu telefonieren. Wir trafen uns auf halber Höhe, schliefen aber nicht miteinander. Daraus entstand dann unsere Ehe. Marie-Luise ist der wichtigste Mensch auf der ganzen Welt für mich. Anfangs war unsere Sexualität so lieb und kuschelig. Ich verstehe nicht, warum sie uns beiden inzwischen abhanden gekommen ist. Es ist, als ob eine Glaswand zwischen uns aufgerichtet wäre. Dabei gehen wir zärtlich miteinander um und geben uns gerne Küsschen." Küsschen, nicht Küsse…

Das Geheimnis der sexuellen Störung zwischen Karl und Marie-Luise lag, wie die Therapie zeigte, in dem, was Ulrich Clement die „schonende Beziehung" nennt. Beide wählten instinktiv und unbewusst den sexuell gehemmten und auch sonst konfliktarmen Partner aus, weil sie über kein gutes Selbstwertgefühl verfügten; sie hatten gleichermaßen Angst vor dem Begehren wie vor dem Begehrtwerden. Karl und Marie-Luise delegierten so jeder sein Problem an den anderen. Außerdem gerierten sie sich als „siamesische Beziehungszwillinge" (David Schnarch); sie erstickten damit jede Fremdheit und Lust. Man kann nicht nur eine Beziehung, sondern auch den Sex zu Tode schonen. Mit hartnäckigem Schweigen zu erotischen Wünschen und einer überhöhten romantischen Beziehungsvorstellung „entsafteten" sie ihre Sexualität. Es war einfach nichts Begehrenswertes mehr vorhanden.

Nach Untersuchungen von Wissenschaftlern des Instituts für Psychologie der Universität Göttingen werden bis zu 40 Prozent der sexuellen Wünsche von Männern und Frauen deshalb nie erfüllt, weil der Partner diese Wünsche gar nicht kennt. Das demoskopische Institut Gewis ermittelt wiederum, einundneunzig Prozent der Frauen wünschten, dass ihre Partner ohne Worte (!) spüren, was sie möchten. Fünfundsechzig Prozent wünschen sich mehr Zärtlichkeit, einundfünfzig Prozent wollen ihre Fantasien stärker ausleben. Und wenn sie nicht gestorben sind, dann wünschen sie noch heute …

Der Kampf im Bett kann sich bis zur Tragödie steigern. Frank und Katharina, beide um die fünfundvierzig, er Rechtsanwalt, sie Studienrätin, konnten es nicht mehr im Bett miteinander. Der vermeintliche Störenfried war rasch gefunden. Frank litt seit einem Jahr unter Erektionsschwäche. Der Fall schien klar. Doch etwas machte uns alle drei stutzig. Frank trank nicht, rauchte nicht, nahm keine Medikamente, war schlank und joggte jeden Abend nach der Arbeit. Er war der Inbegriff eines sportlichen, körperlich gestählten Mannes. Frank, Katharina und ich betrieben Ursachenforschung. Warum, so fragten wir uns, war Franks erektile Dysfunktion genau vor einem Jahr eingetreten und warum klang sie nicht wieder ab?

Die Antwort: Das Paar war seit einem Jahr uneins. Die beiden lebten in Norddeutschland. Frank wollte ein Jahr zuvor nach dem unerwarteten Tod seines Vaters in seine süddeutsche Heimatstadt zurückkehren, um sich dort endlich selbstständig zu machen. Er beabsichtigte, die gut gehende, nunmehr verwaiste Praxis des Vaters zu übernehmen und das Elternhaus zu renovieren. Katharina, eine Hamburgerin, hatte sich in dem schwäbischen Milieu ihrer Schwiegereltern noch nie wohlgefühlt. Außerdem wollte sie den beiden fünfzehn- und sechzehnjährigen Töchtern eine Umsiedlung und den Verlust ihrer Schule und Freunde nicht zumuten. Andererseits hatte sie an ihrer Schule nur ein halbes Stundendeputat, Frank war der bienenfleißige Hauptverdiener. Als Frank schließlich sein Vorhaben ernsthaft in die Tat umzusetzen begann, wochentags in der Praxis in Süddeutschland arbeitete und einen Architekten mit dem Umbau seines Elternhauses beauftragte, reagierte Katharina mit Rückzug. Sie wurde frostig, zog aus dem Eheschlafzimmer aus und entzog sich jeder Zärtlichkeit. Frank: „Ich stand wie vor einer Mauer. Dabei hätte ich Katharina in dieser schwierigen Umbruchphase dringend gebraucht. Die neue Praxis, das Bauvorhaben und die Trauer meiner Mutter erdrückten mich schier."

Frank und Katharina verstanden sich nicht mehr. Beide waren gekränkt, beide fühlten sich im Stich gelassen. Beide reagierten mit Rückzug, jeder auf seine Weise – Katharina räumlich, Frank mit seiner Erektionsschwäche. Sein Penis erwies sich, in der Sprache der Psychosomatik, als *locus minoris resistentiae*, als Ort des geringsten Widerstands (in meinem Buch *KrankSein und GesundWerden. Das Rätsel psychosomatischer Krankheiten*, emu Verlag, Lahnstein 2006, habe ich eine Fülle ähnlicher Fälle vorgestellt). Als Frank und Katharina in den liebevollen paartherapeutischen Sitzungen ihren Konflikt und ihren Schmerz anschauten und eine einvernehmliche Lösung fanden – Katharina blieb die drei Jahre bis zum Abitur der jüngeren Tochter mit den Kindern noch in Norddeutschland, um dann zu Frank ins Schwäbische zu ziehen –, verschwand die Erektionsschwäche so vollständig, als ob sie nie da gewesen wäre. Wie sagt Goethe so treffend: „Auch aus Steinen, die einem in den Weg gelegt werden, kann man Schönes bauen."

Am Beispiel von Katharinas Verhalten kann man übrigens anschaulich den Charakter der sexuellen Strafexpedition studieren. Natürlich bedeutete ihr Rückzug auch Hilflosigkeit, aber verfolgte ihre sexuelle Verweigerung nicht unbewusst das Ziel, Frank zum Verzicht auf seinen Umzug zu bewegen? Schließlich grauste es Katharina vor einem Neuanfang als Lehrerin an einer ihr völlig fremden Schule im „Musterländle"!

Schon im antiken Griechenland war übrigens die Taktik der Sexualverweigerung als psychologische Kriegsführung bekannt. In Aristophanes Drama *Lysistrata* (400 v. u. Z.) greifen die Frauen Athens und Spartas unter Führung der pazifistischen Heldin auf diese List zurück. Sie zwingen ihre Männer, vom kriegerischen Morden abzulassen, indem sie sich ihnen im Bett verweigern. Sie bekräftigen ihren Schwur der Enthaltsamkeit mit den Worten: „Und wenn er mit Gewalt mich zwingen will, verderb ich ihm den Spaß und rühr mich nicht."

Manchmal weist die sexuelle Störung eines Paares auch auf den seelischen Defekt eines Partners hin. Igor kam mit Franziska zu mir, weil sie ihm mit der Scheidung drohte. Igor hatte eine Seele aus Eis. Er war ein so genannter *alexithymer* Mensch (altgriechisch *alexein, abwehren; thymos, das Gefühl*), das heißt, er war unfähig, Gefühle bei sich und bei anderen wahrzunehmen. Obwohl mit hohem systematischen Denken und beeindruckender Rationalität gesegnet, war er ein emotionaler Analphabet. Er kannte kaum Wut und Freude, Glück oder Trauer. Im Bereich des kühlen Denkens hingegen „funktionierte" Igor überdurchschnittlich gut. Er erinnerte mich an Walter Faber, in Max Frischs Roman *Homo Faber*: Als ein naher Verwandter im Sterben liegt, zitiert der Antiheld Faber ungerührt aus Überlebensstatistiken. Nicht wenige Männer neigen, auf Grund ihrer Sozialisation, zu einer allerdings gemilderten Version dieser *Alexithymie*, der Gefühlsverneinung.

Bei Igor und Franziska griff eine „normale" Paartherapie naturgemäß zunächst nicht. Ich bewog Igor, sich eine tiefgreifende Seelenarbeit in einem Milieu der Akzeptanz und Liebe zu gönnen. Er begab sich schließlich in eine vorzügliche psychosomatische Klinik (Hochgratklinik Wolfsried) im schönen Allgäu, um tatsächlich „fühlen zu lernen". „Erst wenn du die Liebe zu dir selbst gefunden hast", sagte ich, „wirst du in einer Paartherapie die Liebe zu Franziska entdecken können."

Die Psychologie sexueller Leidenschaft gehört zu den anspruchsvollsten Herausforderungen unseres Lebens. David Schnarch resümiert:

„Noch nie haben sich Menschen von der Ehe so viel Erfüllung und Glück erwartet wie heute. Die hohen Scheidungsraten zeigen, wie gewaltig unsere Erwartungen sind – und wie wenig wir in der Lage sind, ihnen zu genügen."

Die Sexualität über Jahre, ja Jahrzehnte hinaus in einer monogamen Gemeinschaft leidenschaftlich zu erhalten, ist eine schier übermenschliche Leistung. Selbst Tiere praktizieren nicht jedes Mal, wenn es möglich wäre, Sex. Der menschliche Eros ist ein Artefakt, etwas Künstliches, ein kulturell und psychologisch geformtes Konstrukt. Sexualität funktioniert phasenweise, periodisch. Sie schwankt mit unseren Anforderungen, Stimmungen und der Beziehungstemperatur. Leider gibt es keinen libidinösen Thermostaten, an dem wir die sexuelle Durchschnittstemperatur unseres Beziehungsgebäudes beliebig regeln könnten. Nach dem revolutionären Erforscher des Eros, Sigmund Freud, gehört die Sexualität „zu den gefährlichsten Betätigungen des Individuums".

Diese süße Gefährlichkeit, dieses Risiko, sich zu verlieren, rückt Hilde Domin in dem Gedicht *Dein Mund auf meinem* kühn ins Bild:

Dein Mund auf meinem.
Ich verlor allen Umriss.
Tausend kleine Blüten
öffneten ihre Kelche
auf meinem Körper.

Du küsstest mich zärtlich
und gingst.

Trockene Scham wie ein Feuer
stand rot mir
auf Bauch und Brüsten.

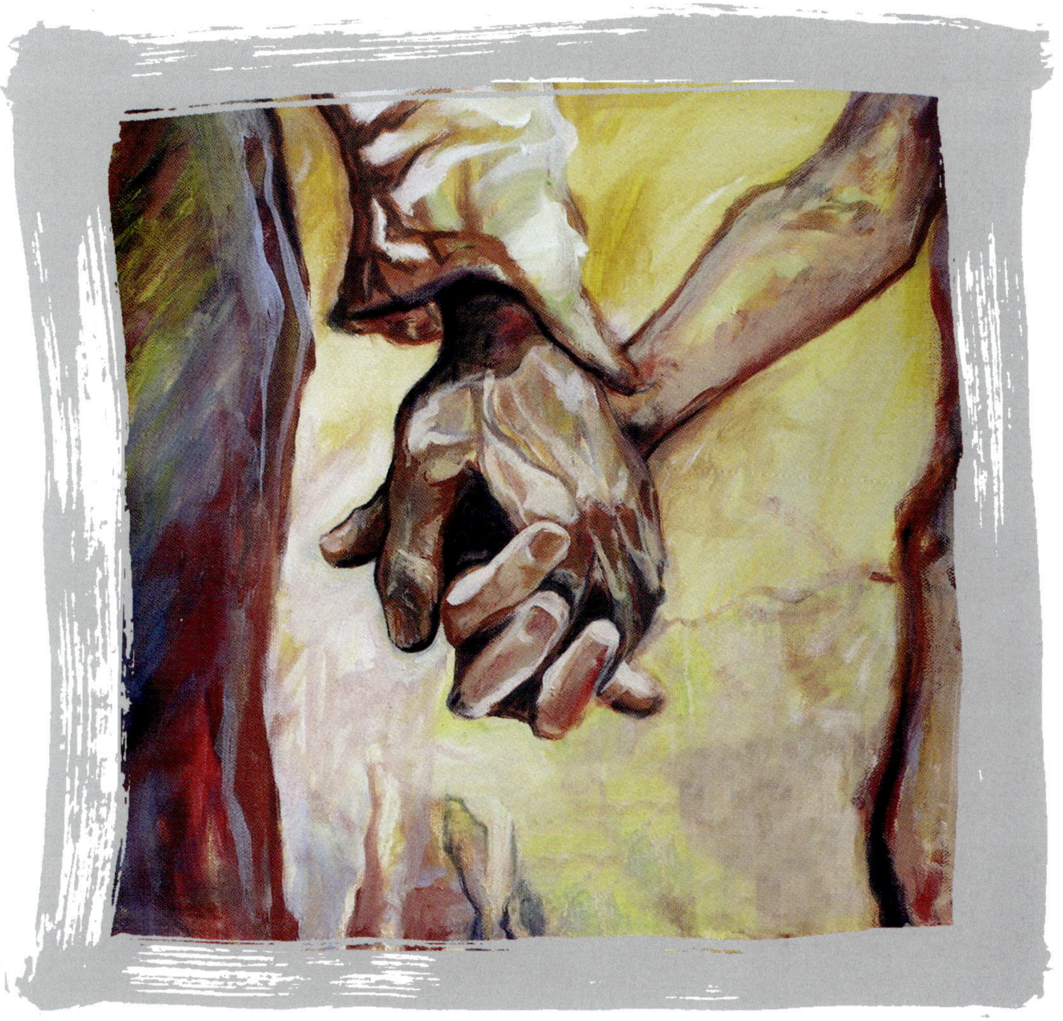

Bindung und Zärtlichkeit. Das Alter.

Bindung und Zärtlichkeit

Das Alter: Sexualität im Wandel

Lied der liebenden Witwe

Ach, ich weiß, ich dürft es nie gestehen
Dass ich zittre, wenn mich seine Hand berührt
Ach, was ist mit mir geschehen
Dass ich bete, dass er mich verführt.
Ach, zur Sünde schleiften mich nicht hundert Pferde!
Wenn ich ihn nur nicht so sehr begehrte. (…)

Ich bezweifle, ob er meiner wert ist
Ob es wirklich Liebe bei ihm ist?
Wenn all mein Gespartes aufgezehrt ist
Wirft er dann die Schale auf den Mist?
Ach, ich weiß, warum ich mich so wehrte:
Wenn ich ihn nur nicht so sehr begehrte.

Hätt ich Vernunft für sieben Groschen
Hätt ich nie gewährt, um was er leider bat
Sondern hätte ihn sogleich verdroschen
Wenn er mir, wie es geschah, zu nahe trat.
Ach, wenn er sich doch zum Teufel scherte!
(Wenn ich ihn nur nicht so sehr begehrte.)

Bert Brecht

Ob Frühling oder Herbst des Lebens – im Falle einer Störung im Bereich der Sexualität müssen wir uns fragen: Welche Rolle spielt das sexuelle Symptom für mich und meine Beziehung? Solche Störungen stellen oft einen Schutzwall gegen verborgene Ängste dar, die mit dem Sex in Zusammenhang stehen. So können beispielsweise chronische Unterleibsbeschwerden bei der Frau (z. B. Scheidenausfluss, Jucken, Pilze) auf einer tieferen seelischen Ebene den Widerstand gegen die Sexualität mit dem herrischen Ehemann bedeuten und garantieren. In der Psychologie bezeichnen wir dieses Phänomen als *primären Krankheitsgewinn*: Der lebensbedingte Konflikt wird durch eine Erkrankung gelöst. Ein *sekundärer Krankheitsgewinn* ergibt sich daraus, dass der leidige Sex sich durch die körperlichen Symptome der Krankheit erübrigt. Möglich wäre schließlich auch noch ein tertiärer Krankheitsgewinn – wenn die Frau ihr Eheunglück erkennen und Konsequenzen daraus ziehen würde.

Insofern sind Symptomaustragungen letztlich unbefriedigende „Lösungen“: Sie sind autoplastisch (*autos, selbst; plastein, formen*), das heißt sich selbst leidvoll und autoaggressiv zugefügt; sie zementieren damit die böse Ursache. Aufschlussreich ist, was mir Anna-Maria offenbarte: „Als ich mich mit sechzig Jahren, exakt zum Zeitpunkt meiner Pensionierung, scheiden ließ und einen ehemaligen, inzwischen verwitweten Schulkameraden als Lebensgefährten fand, hörten meine jahrzehntelangen Unterleibsbeschwerden über Nacht auf.“ Über Nacht – das ist hübsch formuliert.

Wie steht es mit der Sexualität im Alter? Physiologisch erleben Frauen und Männer gleichermaßen Einbußen. Bei den Frauen verdünnt sich häufig die Vaginalhaut und die Lubrikation, das heißt die Flüssigkeitsproduktion der Scheide, verringert sich und macht den Koitus schmerzhaft. Allerdings ist dies in den meisten Fällen konservativ mit Gleitcremes oder mit einer Öllotion zu mildern, wenn nicht gar zu beheben. Ältere Männer haben öfters Schwierigkeiten, eine Erektion zustande zu bringen oder sie zu halten. Sie sollten unbedingt lernen, dass Sexualität nicht nur aus dem Koitus besteht, sondern dass Lust auch durch bloße Berührung, orale

Befriedigung, vielfältige Formen der erotischen Massage und Masturbation zu gewinnen ist. Woody Allen bemerkt in seinem Film *Zelig* humorvoll: „Ich halte an der Uni ein Seminar über Masturbation. Wenn ich nicht rechtzeitig da bin, fangen die ohne mich an!"

Ein demographischer Umstand setzt der Sexualität älterer Frauen allerdings Grenzen, die sie, wie ich aus den Beratungen weiß, oft schmerzhaft erfahren: Siebzig Prozent der Frauen über fünfundsechzig Jahre sind entweder verwitwet, geschieden oder ledig; der Anteil bei den über fünfundsechzig Jahre alten Männern in der gleichen Situation beträgt dagegen nur vierundzwanzig Prozent. Für das Gros der männerlosen über siebzigjährigen Frauen ist es äußerst schwer, überhaupt noch einen Partner, erst recht einen Sexualpartner zu finden. Psychotherapeuten sollten sich deshalb hüten, diese alleinstehenden älteren Frauen zur Heterosexualität anzuhalten, wenn weit und breit kein Partner im Blickfeld ist. Das verstärkt eher kontraproduktiv die Enttäuschung der älteren Frau. Wohl aber kann sie vorsichtig und respektvoll ermuntert werden, ihre Eigenlust zu entdecken, sich selbst lustvoll zu befriedigen und – wenn sie mag – erotische Fantasien, Lektüre und Filme zu genießen.

In der *Zeitschrift für Sexualforschung* (3/2003) berichten die Sexualwissenschaftler Thomas Bucher, Rainer Hornung und Claus Buddeberg unter dem Titel *Sexualität in der zweiten Lebenshälfte* über die Ergebnisse einer Fragebogenerhebung bei Männern und Frauen ab fünfundvierzig Jahren in der deutschsprachigen Schweiz. Danach verringert sich das sexuelle Interesse mit steigendem Alter zunächst langsam, erst bei den Fünfundsiebzigjährigen und Älteren ist ein starkes Absinken zu erkennen. Kein sexuelles Interesse zu haben, ist für Männer eher die Ausnahme, bei den ältesten Frauen ist dies häufiger der Fall. In sämtlichen Altersgruppen zeigen Frauen im Durchschnitt ein geringeres sexuelles Interesse als Männer, dafür ist bei ihnen das Bedürfnis nach Zärtlichkeit stärker ausgeprägt. Die beiden stärksten Prägungen für die sexuelle Motivation sind bei Männern und Frauen identisch: das gegenwärtige Lebensalter und die Wichtigkeit von Sexualität in früheren Jahren. Die Autoren: „Spielte die Sexualität in jungen Jahren eine wichtige Rolle, ist das sexuelle Interesse auch in der zweiten Lebenshälfte größer als bei Menschen, die ihr in jungen Jahren nur eine geringe Bedeutung zugemessen haben. Hier zeigt sich die biografische Prägung der Sexualität, in welcher sich je individuelle Bedürfnisse und Beziehungsgeschichte wie das Erleben der eigenen Geschlechtlichkeit als Mann oder Frau manifestieren."

Während für Frauen eine Partnerschaft die Voraussetzung für sexuelles Interesse ist, spielt der Partnerstatus bei Männern keine Rolle. Sie suchen im Gegenteil ihre Einsamkeit durch sexuelle Kontakte zu überwinden. Der Mann will erst Sex haben und dann mit der Frau zärtlich reden; die Frau will erst mit dem Mann reden und Intimität und Zärtlichkeit spüren, um ihn sexuell begehren zu können. Ältere Frauen richten sich in ihren Schönheitsstandards nach dem Bild der jungen Frau mit glatter Haut; sie zweifeln daher häufig an ihrer eigenen Attraktivität. Männer sind von diesem Zweifel weitgehend unberührt; sie schätzen ihre grauen Schläfen und den zerfurchten „Charakterkopf" als Zeichen anziehender Persönlichkeit.

Männer finden auf Grund der Überzahl von Frauen in ihrer Alterskohorte leichter eine Partnerin als diese einen Mann. Um sich nicht zusätzlich noch zu frustrieren, verzichten die älteren Singlefrauen meist darauf, sexuelle Gefühle zuzulassen. Die Autoren der *Zeitschrift für Sexualforschung* weiter: „Die sexuellen Wünsche auszuleben, ist vor allem für Frauen in der zweiten Lebenshälfte schwierig: Zwölf Prozent der fünfundvierzig- bis vierundfünfzigjährigen Frauen hatten in den drei Monaten vor der Befragung keine partnerschaftlichen sexuellen Aktivitäten. Dieser Anteil wächst mit jedem weiteren Lebensjahrzehnt um zehn Prozent, bei der ältesten Gruppe waren zwei Drittel der Frauen sexuell inaktiv. Bei den Männern hingegen waren es bis zum vierundsiebzigsten Lebensjahr lediglich sechs Prozent, die keine partnerschaftlichen Aktivitäten aufwiesen, bei den ältesten zwanzig Prozent. Die häufigere sexuelle Inaktivität der Frauen ist also nicht auf mangelndes Interesse zurückzuführen: ausschlaggebend dafür ist vielmehr der fehlende Partner."

Spannende Ergebnisse über die Trias von Bindung, Sex und Zärtlichkeit förderte im Jahr 2003 eine Interviewstudie an 776 großstädtischen Männern und Frauen dreier Generationen (Geburtsjahrgänge 1942, 1957 und 1972) in Hamburg und Leipzig ans Tageslicht. In *BindungsAngst. Die Strategie des Selbstboykotts* (emu Verlag, Lahnstein) habe ich diese Studie ausführlicher dargestellt. Die Sexualwissenschaftler Gunter Schmidt, Silja Matthiesen und Ute Meyerhoff berichten unter dem Titel *Faktoren sexueller Aktivität in heterosexuellen Beziehungen* (*Zeitschrift für Sozialforschung* 2/2004): „Die sexuelle Aktivität der Befragten hängt vor allem davon ab, ob sie eine Beziehung haben oder nicht (Beziehungsstatus) und weniger davon, in welcher Form der Beziehung sie leben oder wie alt sie sind. So sind verheiratete und unverheiratet liierte Sechzigjährige sexuell aktiver als dreißigjährige Singles. Weiterhin wird deutlich, dass Verheiratete seltener Sex haben als Männer und Frauen in nicht konventionellen Beziehungen."

Der Sex wird also nicht mehr in der Ehe monopolisiert, aber die feste Beziehung hat ihn fest im Griff: „Ein universales Kennzeichen gegenwärtiger Sexualität ist also, dass sie in festen Beziehungen organisiert wird. Geändert hat sich lediglich, dass diese sehr viel seltener ehelich sind als früher." Singles haben ein eher karges Sexualleben. Paare mit Kindern haben eine geringere Koitusfrequenz als die ohne Kinder. Dafür sind sie länger zusammen.

Die Koitusfrequenz sagt, und das ist das Bemerkenswerte an dieser Studie, über die Liebe wenig aus. Nach der Untersuchung ist die Koitushäufigkeit besonders hoch in den beiden ersten Jahren der Paarbildungsphase, deutlich niedriger ist sie in den etablierten Partnerschaften, also bei Frauen und Männern, die sechs bis dreißig Jahre zusammenleben. Der Verlust der Lust mag auf den ersten Blick erschrecken, tatsächlich wird er im Alter mehr als kompensiert. Die Standardantwort der befragten älteren Paare lautete nämlich sinngemäß: „Verloren haben wir die emotionale Lebendigkeit und Leichtigkeit des Anfangs, gewonnen haben wir Bindung und Zärtlichkeit."

Im Alter wandelt sich unsere Sexualität. Die Autoren kommen zu dem Schluss: „Es wird deutlich, dass der Sexualität in den verschiedenen Phasen der Partnerschaft offenbar unterschiedliche Bedeutungen zugeschrieben wird. In der Phase der Paarbildung ist Sexualität die Möglichkeit, Intimität zu erleben und auszudrücken und eine intime Beziehung aufzubauen sowie zu erkunden, ob dies mit diesem Partner oder dieser Partnerin möglich ist … Etablierte Paare haben sich entschieden (vorerst zumindest) zusammenzubleiben, sie haben ein stärkeres Gefühl der Bindung, eine gemeinsame Geschichte, mehr Sicherheit, ein größeres Repertoire, Zusammengehörigkeit, Verbindlichkeit, Nähe und Geborgenheit zu erleben. Kinder und äußere Umstände (Zusammenwohnen, Vermögen, ein eigenes Haus, gleiche soziale Netzwerke) machen Beziehungen schwerer kündbar. Häufiger Sex wird für den Zusammenhalt weniger bedeutsam."

Sex ist wichtig, aber meist nicht mehr das Wichtigste im Alter. Ulrich Clement steuert hierzu einen wunderschönen sarkastischen Witz bei: Drei Bullen stehen auf der Weide und sehen auf eine Herde Kühe, die entfernt weidet. Der jüngste Bulle, ganz begeistert: „Schaut mal, da kommen ja auf jeden von uns drei Kühe!" Der Mittlere: „Ach, eine würde schon reichen …" Darauf der Älteste: „Wenn wir uns ducken, sehen sie uns nicht."

Darüber hinaus stimmt der Mythos von der erfüllten jugendlichen Sexualität und vom deprimierenden Alter keineswegs. Da Eros nicht unbedingt gleichbedeutend mit Jugend und Faltenlosigkeit ist, sondern auch von der Lebenserfahrung und Reife eines Menschen abhängt, können ältere Frauen und Männer der Jugend erotisch turmhoch überlegen sein. Wie sagt doch das Füchslein zum Kleinen Prinzen, der sich nach seiner schwierigen Rose sehnt, obwohl er unzählige andere schöne Rosen leichter bekommen könnte: „Das Eigentliche ist unsichtbar. Man sieht nur mit dem Herzen gut. Die Zeit, die du mit deiner Rose verbracht hast, macht sie kostbar." Reife Paare können sich auf ihr Gefühl der langzeitigen Verbundenheit stützen und dies in ihrem erotischen Verhalten, vor allem in ihrer Art von Zärtlichkeit zum Ausdruck bringen. Zudem wurde früher die Alterssexualität vollkommen tabuisiert, heute dürfen ältere Frauen und Männer unbefangener über ihre Sexualität und ihre Sehnsüchte sprechen.

Tilde, eine sechsundsiebzigjährige Witwe, gestand mir: „Mein Mann ist vor fünf Jahren gestorben. Ich habe ihn sehr geliebt. Er war gut zu mir. Ich habe noch häufig sexuelle Träume, in denen er mich auszieht, meine Brüste küsst und wild in mich eindringt. In meinem Schreibsekretär bewahre ich ein Bild von uns beiden am FKK-Strand auf. Das war ein heißer Kerl! Manchmal nehme ich dieses Bild ins Bett, lege unsere Lieblings-CD ein, Zarah Leanders „Kann denn Liebe Sünde sein", und bringe mich zum Orgasmus. Aber wichtiger ist noch, dass mein Mann unverrückbar in meinem Herzen ist. Es scheint mir oft, als ob er noch in seinem Sessel am Kamin säße. Zu den Leuten sage ich nie ‚Ich bin Witwe', sondern immer nur ‚Wir sind zurzeit getrennt'. So ist es ja auch. Ich bin sicher, dass wir uns in einem anderen Sein wieder begegnen werden."

So ändert sich im Alter das Wertesystem vom sexuellen Sturmangriff zur zärtlichen Bindungsdankbarkeit. Jugend bedeutet säen, kämpfen, beschleunigen, Spitzenleistung bringen, alles erneuern, beginnen, verschwenden, immer nur handeln, Extraversion, Eroberung, kennenlernen und die Jagd auf mehr. Altern beinhaltet ernten, akzeptieren, entschleunigen, Dauerleistung bringen, bewahren, vollenden, ordnen, reflektieren, Introversion, Erfahrung, genug haben und lebenssatt sein. „Man kann", sagt C. G. Jung in seinem Aufsatz *Die Lebenswende* (1933), „die zweite Lebenshälfte nicht nach dem Programm der ersten leben. Was gestern richtig war, wird morgen falsch sein."

Auch die Hormone spielen in diesem Alterskonzert eine andere Rolle. Die bereits erwähnte amerikanische Anthropologin Helen Fisher spricht vom altersgemäßen Abbau des luststimulierenden Dopamin-Systems: „Das System ist definitiv nicht dafür gebaut, ewig zu arbeiten. Im Glücksfall wird irgendwann aus Verliebtsein Liebe. Dann übernehmen Hormone, die ich Kuschelhormone nenne, die Regie: Oxytocin und Vasopressin erzeugen Gefühle von Nähe, Gemeinsamkeit und Bindung… Ich kenne viele Ehen, die fantastisch funktionieren, obwohl die Partner keinen Sex mehr miteinander haben. Ohnehin werden die Qualitäten der langfristigen Bindung in der westlichen Welt weit unterschätzt. Wir lieben die romantische Liebe. Dabei ist sie ein sehr einfacher Trieb, eine Art blinder Wahnsinn. Das Gefühl der Bindung dagegen ist ein sehr edles Gefühl, vielfältig wie das Muster eines orientalischen Teppichs, voller Respekt, Humor und gemeinsamer Erinnerung."

Bei stimmigen körperlichen und seelischen Voraussetzungen bleibt die Fähigkeit zum heterosexuellen wie zum autogenen sexuellen Genuss bis in die letzten Lebensjahre erhalten. Die österreichische Journalistin Renate Daimler hat in ihrem Interviewband *Verschwiegene Lust* (Köln 1991) hinreißend protokolliert, was Frauen von sechzig bis zu den achtziger Jahren über ihre Liebe und Sexualität erzählen.

Wohl die größte sexuelle Entdeckung des Alters ist die Zärtlichkeit. Man spürt plötzlich: Ich kann ohne Sexualität leben, aber nicht ohne Zärtlichkeit. Zärtlichkeit ist das Eingeständnis unserer eigenen Zerbrechlichkeit und Bedürftigkeit gegenüber dem anderen. Sie ist Trost angesichts der Melancholie über unsere Endlichkeit und den näherrückenden Tod. Was diese Bindungszärtlichkeit, die durchaus sexuell imprägniert sein kann, an Reichtum bereithält, habe ich in meinem Buch *Zeit für Zärtlichkeit. Vom Abenteuer der Zuneigung* (emu Verlag) an den ergreifenden Zusendungen von über einhundert Frauen und Männern dokumentiert.

Im Alter ereignen sich wahre Wunder der wiedererweckten Liebe, vorausgesetzt ein Paar öffnet sich. Bernhard und Sophia, er 74, sie 72 Jahre alt, kamen zu mir in die Praxis, weil sie es nicht mehr miteinander aushielten. Der Ärger und der Groll zwischen ihnen war unschwer mit Hilfe von neuen „Liebesvereinbarungen" zu überwinden: Bernhard war faul im Haushalt. Sophia verweigerte sich, im Gegenzug, häufig, im Bett. Das tat sie aus Wut über sein Paschaverhalten, aber auch, weil er sich sexuell bedienen ließ. „Ich hasse dich", herrschte sie Bernhard in meinem Beisein an, „du faule Flunder".

Es gab aber noch eine tieferliegendere Sperre. Beide, er Chemiker, sie Geisteswissenschaftlerin, waren vergeistigt und verkopft. Sie waren kinderlos und hausten in ihrer Bibliothek wie lichtlose Grottenolme in ihrer Höhle. Sie erschienen mir fast körperlos. Ich schlug Bernhard und Sophia vor, einmal am Morgen und einmal am Abend je eine (!) Minute „Bonding" zu machen.

Bonding, das klingt so hübsch amerikanisch. Wir haben es tatsächlich von amerikanischen Körpertherapeuten wieder gelernt. Dabei bedeutet es etwas Einfaches: Sich fest und schweigend in die Arme nehmen, Wange an Wange, Brust an Brust, Becken an Becken, Schenkel an Schenkel, Fuß an Fuß. Sich einfach spüren – den Atem, den Herzschlag des anderen. Sich in ihm geborgen fühlen.

Bernhard und Sophia erledigten ihre „Hausarbeit" – und sie begannen zu glühen. Bernhard berichtete: „Am Anfang spürte ich meinen Widerstand beim Bonding. Ich wartete auf das Ende der Umarmungsminute. Ich hätte dich ohrfeigen können. Es war mir alles zu nahe. Beim zweiten Mal gab ich den Widerstand auf. Ich ließ mich fallen. Ich musste weinen wie seit Jahren nicht mehr – vor Glück. Beim dritten Mal wurde ich süchtig nach dieser Berührung und Geborgenheit mit Sophia." Sophia ergänzte: „Wir machen jetzt mehrfach am Tag Bonding. Es ist für uns Zärtlichkeit pur. Wir sind anschließend leicht und verspielt wie Kinder. Wir laufen mit nackten Füßen durchs Gras. Wir albern. Wir schmusen. Wir haben köstlichen Sex."

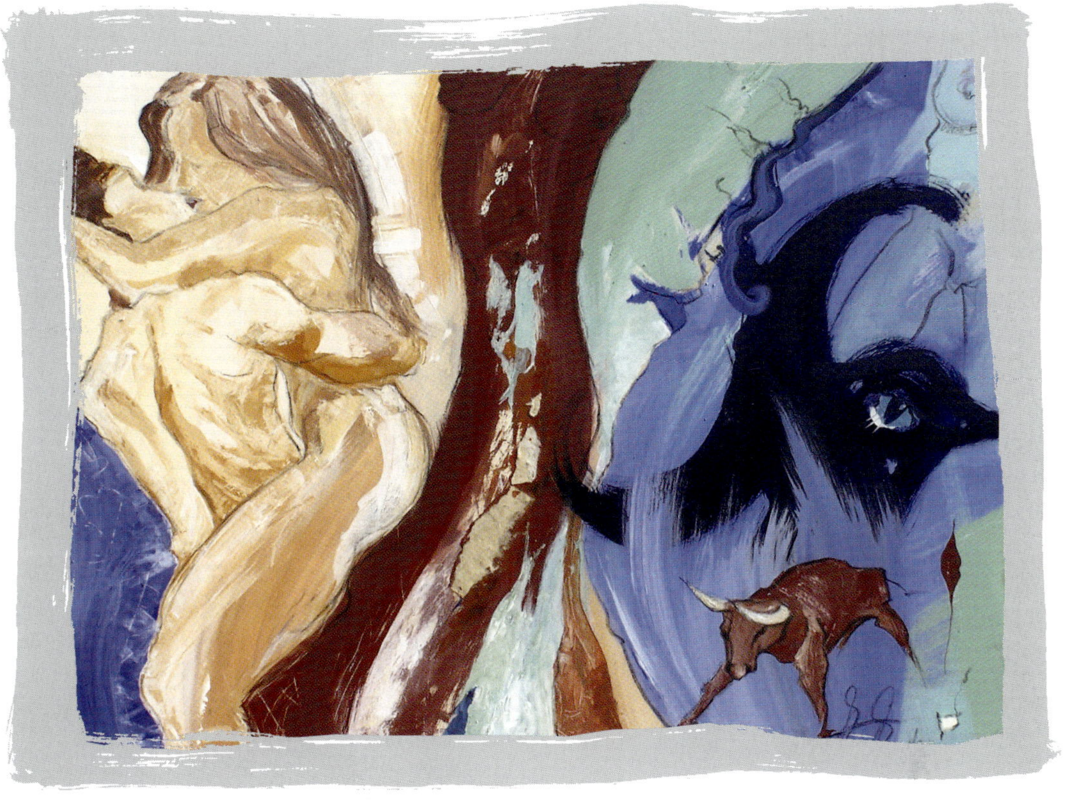

Starkstromsex …

Starkstromsex?

Liebesreife: säen, gießen, ernten

Mein Geschlecht zittert
wie ein Vögelchen
unter dem Griff deines Blicks.

Deine Hände eine zärtliche Brise
auf meinem Leib.
Alle meine Wachen fliehn.

Du öffnest die letzte Tür.
Ich bin so erschrocken
vor Glück
dass aller Schlaf dünn wird
wie ein zerschlissenes Tuch.

Hilde Domin

Gute Sexualität bedarf der Pflege. Sexuelle Störungen können wir durch das Begreifen unserer Bedürfnis-, Geschlechts- und Beziehungsgeschichte beseitigen. Gerade sexuelle Verweigerungen, ob sie nun von der Frau oder vom Mann kommen, entstehen aus biografischen Kränkungen oder aktuellen Beziehungsstörungen. Da hockt dann ein Partner im „Museum der Verletzungen“ und spricht nicht darüber. Er konserviert sie und reagiert in der Sexualität mit passiver Aggression: Hinauszögern, Beleidigtsein, Zeit vertrödeln, Vergesslichkeit, Schuldzuweisungen und permanentes Jammern über Stress – in einem solchen Klima verdorrt die Sexualität wie eine Steppe. Aber: Serengeti darf nicht sterben!

Denn im Eros liegt eine gewaltige heilende Kraft. Im Orgasmus wird das Ich überwältigt, erhoben und von Glücksgefühlen überschwemmt. Tiefe Befriedigung, Entspannung und differenzloses Einssein mit der Welt stellen sich glückhaft ein. Mario, ein vierundfünfzigjähriger Immobilienmakler, hat mir über diese erotische Befreiung aus der seelischen Versteinerung plastisch berichtet: „Meine Frau starb vor zwei Jahren durch einen selbst verschuldeten Verkehrsunfall auf der Autobahn. Inge wollte an diesem Wochenende ihre Mutter besuchen. Sie litt unter Ängsten, allein größere Strecken zu fahren. Ich machte mir schwere Vorwürfe, sie nicht chauffiert zu haben. Die Verhandlungen über einen Hausverkauf an diesem Samstag hielten mich ab. Die hohe Provision ließ mich meine Fürsorge für meine Frau vergessen. Wir waren dreißig Jahre verheiratet und hatten drei Kinder miteinander. Trotz gelegentlicher Ehekrisen liebten wir einander sehr. Keiner hielt es längere Zeit ohne den anderen aus. Inges Tod stürzte mich in einen Abgrund der Verzweiflung. Ich glaube, wenn die Kinder nicht da gewesen wären, hätte ich mich umgebracht. Aber sie waren im Studium und brauchten mich noch. Ich begann zu trinken und arbeitete wie ein Berserker. Innerlich fühlte ich mich tot. Ich kam mir vor wie Rilkes Panther: gefangen.“

Dann trat Teresa in Marios Leben. Mario: „Sie war ein Jahr älter als ich, aber von mädchenhafter Grazie. Sie hatte sich eben von ihrem Mann getrennt. Ich lernte Teresa als Makler beim Verkauf ihres Hauses kennen.

Ich war über ihre Erscheinung wie vom Donner gerührt. Genau das habe ich ihr auch gesagt. Wir haben drei Wochen lang jeden Abend nur miteinander gesprochen, meist am Telefon, ohne eine einzige sexuelle Annäherung. Dann lud ich sie zu einem Wochenende auf der Nordseeinsel Föhr ein. Am ersten Abend nach einem traumhaften mehrgängigen Abendessen mit Champagner geschah es dann. Wir zogen uns aus und standen nackt voreinander. Ich fühlte mich wie ein siebzehnjähriger Jüngling, voller Ängstlichkeit, Begehren und Neugier. Es war, als ob sich Adam und Eva erstmals ihrer Nacktheit bewusst wurden und sich als Mann und Frau erkannten. Wir schliefen miteinander. Als ich in sie eindrang, meinte ich, mich aufzulösen und in den Mutterleib zurückzukehren. Mein Herz war von Liebe erfüllt. Ich öffnete mich wieder für das Leben. Seither brauche ich keinen Alkohol mehr und auch nicht die Flucht in die Arbeit. Aus der Sexualität und der Liebe mit Teresa schöpfe ich unermessliche Energien. Ich fühle mich, als sei der Panther aus seinem Käfig befreit und in die Freiheit der Wildnis zurückgekehrt."

Gute Sexualität ist nicht nur eine Himmelsmacht, sondern sie beflügelt auch im Alter Körper und Seele. Aber nicht nur das: Wer vor einer Prüfung Sex hatte, steht die Angstsituation lockerer durch. Das berichtete das Magazin *New Scientist* im Jahr 2006. Ein Psychologenteam an der Universität von Paisley ließ vierundzwanzig Frauen und zweiundzwanzig Männer zwei Wochen lang Tagebuch über ihre sexuellen Aktivitäten führen. Anschließend mussten sie einen Stresstest absolvieren: Vor einem Auditorium reden und kopfrechnen. Probanden, die Beischlaf gehabt hatten, zeigten dabei die wenigsten Stresssymptome und unauffälligen Blutdruck. Die Wissenschaftler vermuten, dass die Ausschüttung des Hormons Oxytocin, das für Partnerschafts- und Vertrauensbildung eine Rolle spielt und auch stillende Mütter vor Stress schützt, den beruhigenden Effekt auslösen könnte.

Wir sollten in der Sexualität keine Angst vor Versagen und Pannen haben. Wenn mir als Mann einmal eine Erektion nicht gelingt, wird die Bundesregierung die Fahnen nicht gleich auf Halbmast senken. Wenn ich als Frau den Sex gelegentlich passiv über mich ergehen lasse und keinen Orgasmus bekomme, dann wirft das die Frauenbewegung nicht gleich um zwanzig Jahre zurück. Sexpannen können übrigens durchaus auch lustig sein.

In einer Boulevardzeitung fand ich hübsche Ausrutscher. Marc, fünfundzwanzig, bekannte: „Mir ist passiert, dass ich mehrmals laut ‚Anna' gestöhnt habe. Die Frau unter mir hieß aber Eva." Gernot, dreiunddreißig, erinnerte sich: „Mit siebzehn kam ich vor einem Date auf die Idee, meinen Penis zu aromatisieren. Mit Odol. Genausogut hätte ich mir ein Feuerzeug dranhalten können. Stundenlang lebte ich in der Angst, dass er abfällt." Sina, siebenundzwanzig, berichtete: „Mittendrin bekam ich einen Wadenkrampf und musste stöhnen. Mein Freund aber dachte, ich hätte den Orgasmus meines Lebens gehabt." Oder Tessa, sechsunddreißig: „Mein Freund brachte aus dem Sexshop einmal ein animierendes Lustspray mit. Das sollte ich ihm unter die Nase sprühen, damit er zu Topform auflaufe. Ich sprühte, und er brüllte. Das war Tränengas, er hatte die Packungen verwechselt." Eine Sexkatastrophe erlebte Katja, fünfundzwanzig: „Nach dem Sex schaute er mir in die Augen und sagte: ‚Du erinnerst mich an meine Mutter.' Grauenhaft."

„Hochspannungssex" bekommen wir nicht auf rein mechanischem Wege. Das hat Viagra gezeigt. Es garantiert zwar dem Mann die Erektion (um den Preis gefährlicher Nebenwirkungen, vor allem bei Herzkranken), aber das größte Lustzentrum ist immer noch das Gehirn. Eine amerikanische Firma verspricht jetzt eine Liebesdroge für Frauen. Sie nennt den Wirkstoff BT-141 oder Bremenanotid und hat ihn zunächst an Ratten, dann an weiblichen Versuchspersonen ausprobiert. Ausgangspunkt ist, wie DER SPIEGEL (20/2006) berichtet, das Problem der sexuellen Unlust vieler Frauen. Nach einer großen europäischen Studie an 2467 Befragten hat eine von zehn jungen Frauen drastische Probleme mit ihrer Libido, und bei Frauen über fünfzig Jahren, also nach der Menopause, sind es sogar achtundvierzig Prozent. Die Dunkelziffer, sagen die Wissenschaftler, sei noch erheblich höher.

Die amerikanischen Forscher gaben den Ratten BT-141 und waren entzückt. Die Tiere hätten eine vier- bis sechsfache Steigerung ihres sexuellen Appetits gezeigt und seien eigentlich ständig sexuell erregt gewesen. Die Tests an mehr als tausend Probandinnen, im Placebo-Doppel-Blind-Verfahren, zeigten angeblich folgendes Ergebnis: „73 Prozent der getesteten Frauen hätten ein Gefühl genereller Erregung verspürt; 67 Prozent hätten eine deutliche Steigerung ihres sexuellen Appetits registriert." Ein Spray-Schuss in jedes Nasenloch, und gleich reißen sich Frauen die Kleider vom Leib... Das riecht vor allem nach einem: Männerphantasien.

Der profitträchtige Traum der Pharma-Branche von der perfekten Lustdroge speist sich in Wahrheit aus dem Mythos von der immerwährenden Leidenschaft und aus der Ideologie eines dumpfen Biologismus. Auch chemische Ersatzdrogen befreien uns nicht von der Aufgabe, uns in den Strom der Sexualität zu werfen und mit hohem Wellengang zu kämpfen. Wir brauchen lange Zeit, viel Engagement und Fantasie, um sexuelle Reife zu erlangen. Wir müssen, wie in unserem Garten, reichlich säen und noch reichlicher gießen, um eine tiefe und spannende Sexualität zu ernten.

Fassen wir noch einmal zusammen, was alles zu tun ist. Um sexuell selbstbewusst zu sein und Sexappeal auszustrahlen, brauche ich zunächst einmal ein positives Selbstkonzept, also ein nicht übertriebenes, aber vitales Selbstwertgefühl. Mit einem negativen Selbstkonzept mache ich mich zum erotischen Subventionsfall. Selbstwertgefühl basiert auf körperlichem Wohlbefinden, gepflegter Kleidung, gesunder Ernährung, maßvollem Umgang mit Alkohol, Verzicht auf Nikotin, Schlankheit: Doppelkinn und Schmerbauch müssen nicht sein! Guter Sex bedeutet außerdem, ihn gelegentlich neu zu planen und ihn reizvoll zu inszenieren.

Umgekehrt müssen wir überhöhte Erwartungen und unser Normdenken beiseitelegen und die Periodizität von Lust und Langeweile akzeptieren. Leben wir eine *ausreichend gute* Sexualität und bemühen wir uns immer wieder darum. Die Wahrheiten des Eros sind manchmal ungemütlich: Guter Sex ist ohne mittelmäßigen Sex nicht zu haben. Der Sex findet nicht nur in den Genitalien statt. Der männliche Griff nach der weiblichen Brust und in den Schritt ist von lähmender Fantasielosigkeit. Die erotische Sensibilität des menschlichen Körpers lauert überall – auf unserer Haut, in unseren Sinnen.

Man muss sich zur Entdeckung der Lust allerdings auf Erkundungsreisen begeben und mit dem Partner reden, reden, reden! Sex ereignet sich nicht nur zufällig wie ein Sommergewitter, er ist machbar. Er lässt sich planen und verhandeln. Was spricht dagegen, dass ein Mann sich gelegentlich schnellen, unkomplizierten Sex „zwischen Tür und Angel" oder vor dem Einschlafen wünscht und die Frau sich darauf einlässt? Dafür macht er den „Deal" mit und widmet sich ihrer Libido im Gegenzug beim nächsten Mal umso liebevoller und ausgiebiger – Kerzenlicht, Champagner und Massageöl inklusive!

Starkstromsex anzuschalten bedeutet, die aggressive Seite der Sexualität nicht länger zu tabuisieren. Das tun wir gewöhnlich – wir sind brav, lieb und handzahm. Wir schrubben alle aggressiven Anteile des Begehrens ab. Wir desodorieren uns unter den Achseln und im Schritt. Und wundern uns dann, dass uns die wilde Lust verlorengegangen ist. Noch im 21. Jahrhundert haben wir Schwierigkeiten, die Sexualität mit unseren erotischen Fantasien zu füttern. Wegen dieser Geringschätzung des „Kopfsexes" ächten auch viele Frauen und Männer die Selbstbefriedigung als minderwertig und beschämend. Sie nehmen sie nicht als eigenständige Form sexueller Lust wahr, sondern betrachten sie als infantile Handlung und armseligen Ersatz. Tatsächlich gewinnt erst durch die Fantasie die Autosexualität ihre Sprengkraft. Wer allein ist, muss deshalb noch lange nicht auf Sexualität verzichten. Überdies können zärtliche Berührungen und Umarmungen mit anderen Menschen lustvoll sein und dürfen gelebt werden.

Ulrich Clement bringt die Sache mit der Lust auf den entscheidenden Nenner: „Je länger Partnerschaften dauern, desto mehr ist Erotik eine Frage der Entscheidung und aktiven Gestaltung. Während beim jungen Sex die Lust dem sexuellen Handeln vorausgeht, geht beim ‚reifen' Sex die Entscheidung der Lust voraus. Nicht das Warten auf den spontanen Sex, der das Paar überfällt, sondern die Schaffung einer erotischen Kultur... ist hier die lohnende Perspektive. Erotik lässt sich weder erzwingen noch herbeireden. Aber gerade in langjährigen Beziehungen braucht Erotik Einladungen. Sie steht und fällt damit, dass die Partner günstige Kontexte, Inszenierungen und Situationen herstellen, die sie aus der Schwerkraft des Alltags locken."

Wenn sich jeder für sich selbst verantwortlich fühlt, kann ein Paar mit eingetrockneter Sexualität durchaus wieder einen guten Umgang mit dem Eros erlernen. Die Wissenschaftler und Therapeuten des Hamburger Instituts für Sexualforschung (Fax: 040/42803-7921) entwickelten hierzu das sogenannte Hamburger Modell. Es bedeutet in der Sexualtherapie einen körperlichen Annäherungsprozess des Paares in sieben Schritten. Das können Frau und Mann natürlich auch zu Hause initiieren:

1. Erkundendes Streicheln unter Ausschluss von Genitalien, Brüsten und individuellen Tabuzonen.
2. Erkundendes Streicheln unter Einschluss der Genitalien, ohne zu erregen.
3. Erkundendes Streicheln mit Erregung.
4. Experimentieren mit Lust und Erregung, Erleben von Erregung und Entspannung.
5. Einführung des Penis in die Vagina („stille Vagina").
6. Koitales Experimentieren mit Lust und Erregung.
7. Koitus in anderen Stellungen.

Allgemeine Fragen zur Sexualtherapie für Paare erhalten Interessierte auch über *Pro Familia* (Frankfurter Bundesverband: 069/639002).

Nichts ist destruktiver in der Beziehung, als im gemütlichen Elend sexueller Unerfülltheit zu verharren. Sexualität ist mehr als bloße Geborgenheit, Harmonie, Friedfertigkeit, Kuschelsex. Das alles ist es auch, aber Sex gehört eben auch, wie wir sahen, zu den „gefährlichsten Betätigungen des Individuums" (Freud). Stellen wir uns dieser Gefährlichkeit immer wieder.

Der französische Dichter Paul Eluard schrieb (in *Liebesbriefe an Gala* (Hamburg 1987) seiner Geliebten wahre Raubtierbriefe: „In der ersten Nacht werde ich drei Mal mit dir Liebe machen. Und ich möchte, dass du die ganze Nacht nackt bleibst. Ich werde mich streicheln und dabei an dich denken. Und überhaupt, ich habe genug davon, ich will nur dich. Wenn ich dich liebe, dann auch, um mit dir Liebe zu machen, ganz toll. Und dich in meinen Armen halten, dich ablecken, dich ganz fest drücken, dich unendlich leicht und von oben bis unten nass machen, heiß, weich und hart. Meine Zunge steckt tief in deinem Mund, in deinem Geschlecht, und mein Glied schmückt dich mit Sperma. Es ist auf deinen Händen, auf dem Bauch, auf den Brüsten, auf deinem irrsinnig lebendigen Gesicht, und dann streicheln wir uns wieder, küssen und durchbohren uns. Ich möchte dich noch doller lieben als je zuvor. Meine Gala, ich treibe es hier sehr oft, zu oft. Aber was würde ich nicht dafür geben, eine einzige Nacht mit dir zu verbringen. Alles."

Schaffen wir statt der sexuellen Kompromissbildung und der armseligen Einigung auf den kleinsten gemeinsamen Nenner Schutzräume, Reservate für unsere Lust. Erzählen wir uns unsere sexuellen Wunschbilder. Verlassen wir die Bravheit. Wagen wir die Unsicherheit und die Distanz. Unternehmen wir von Zeit zu Zeit Expeditionen in den animalischen Dschungel unserer Fantasie. Lassen wir uns von Aphrodite, Amor und Venus bis in den Kern der Existenz erschüttern. Akzeptieren wir den Liebesrausch und den Liebeskater, die Lust und die Last der Sexualität.

Machen wir uns auf zur lebenslangen Suche nach dem Eros, wie der Dichter Khalil Gibran es in seinem lyrischen Werk *Der Prophet* hinreißend beschwört:

Wenn dich die Liebe ruft, so folge ihr,
auch wenn ihre Wege schwer und steil sind.
Und wenn ihre Flügel dich umfassen,
gib ihr nach, auch wenn das Schwert
in ihrem Gefieder versteckt
dich verwunden kann.
Und wenn sie zu dir spricht, glaube ihr,
auch wenn ihre Stimme deine Träume zerstört,
wie der Nordwind den Garten verwüstet.

So wie die Liebe dich krönt,
so kann sie dich auch kreuzigen.
So wie sie dein Wachstum begünstigt,
so ist sie auch für dein Beschneiden.
So wie die Liebe emporsteigt in deine Höhe
und deine zartesten Äste liebkost,
die in der Sonne zittern,
so wird sie hinabsteigen in deine Wurzeln
und sie erschüttern,
während sie die Erde festhalten.

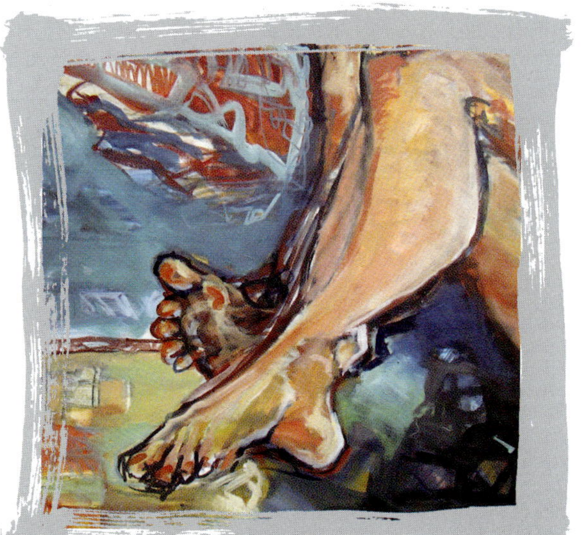

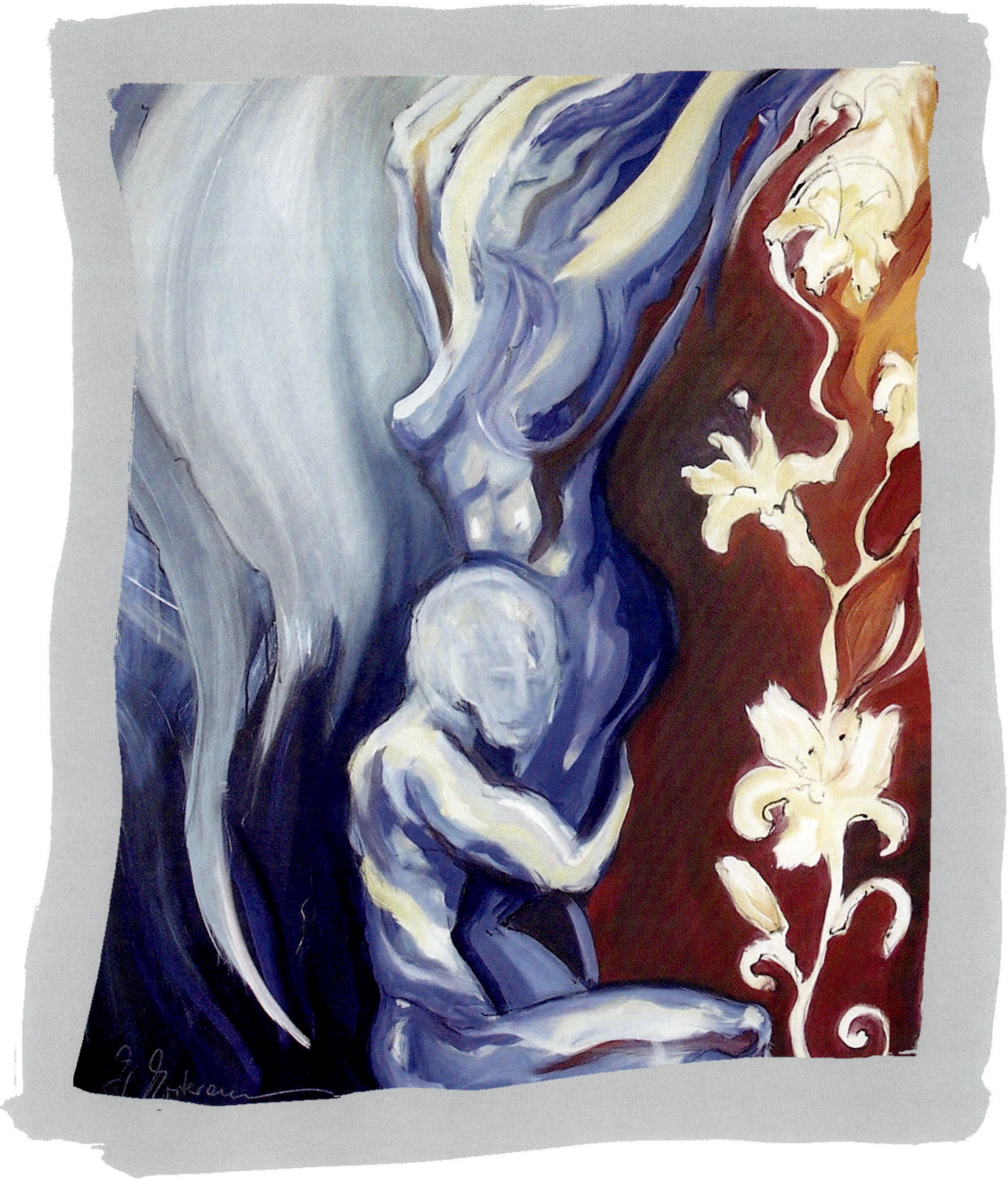

Love.

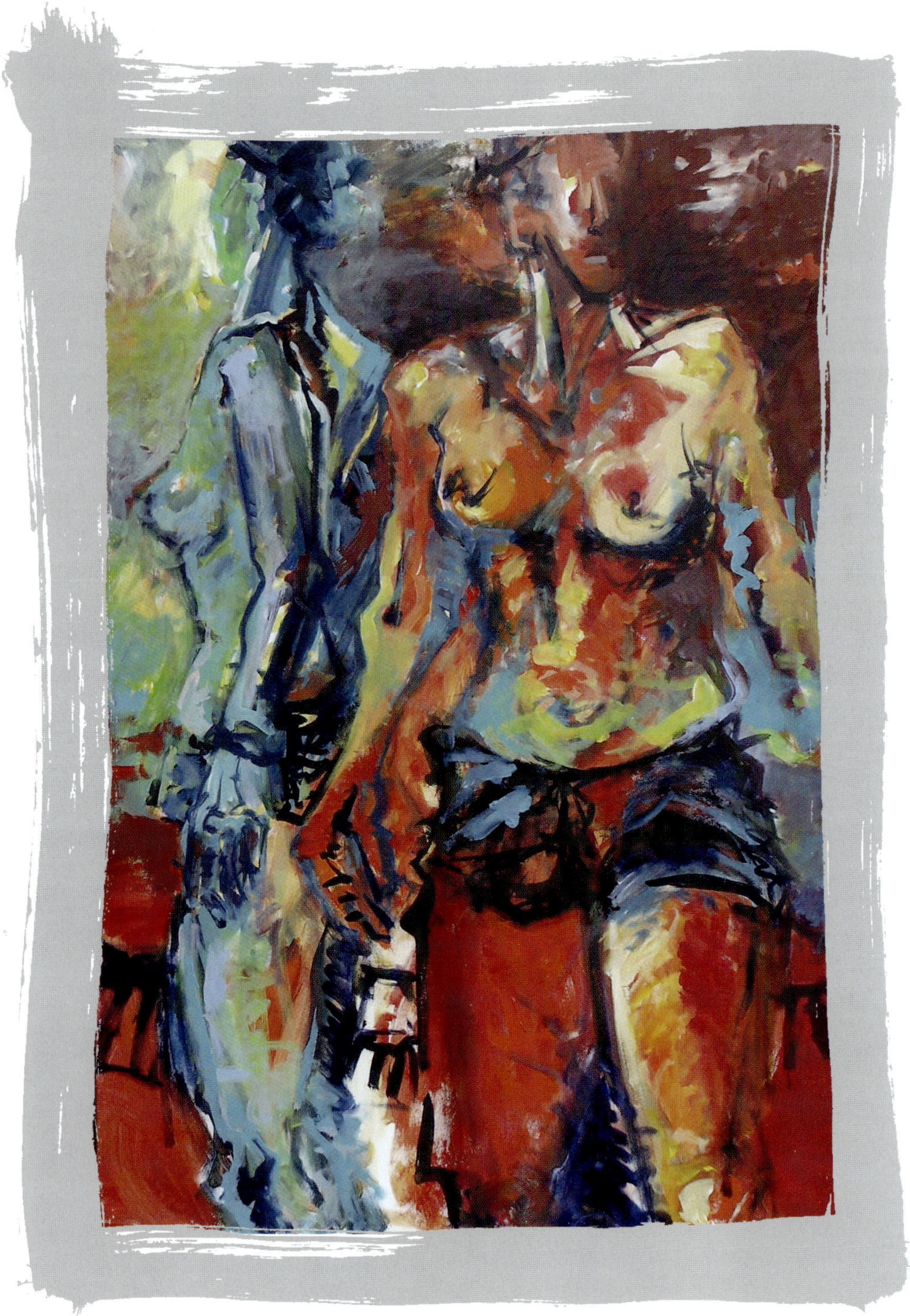

Der Autor:
Mathias Jung

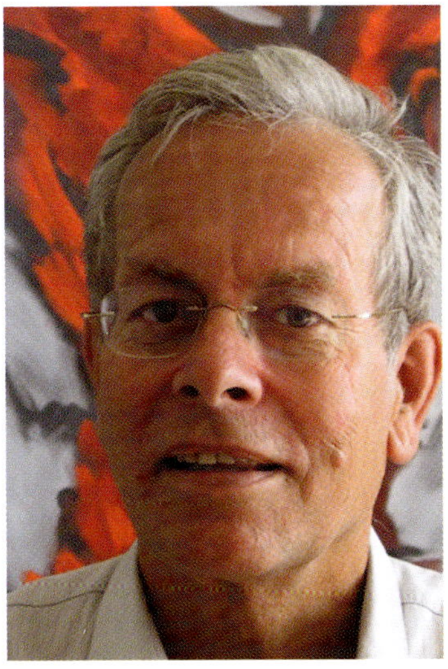

Geboren 1941 in Konstanz, humanistisches Gymnasium bei den Jesuiten in Feldkirch/Österreich, Abitur am Heinrich-Suso-Gymnasium in Konstanz. Studium der Philosophie, Germanistik und Pädagogik in Münster, Wien, Bonn. Engagiert in der Studentenbewegung. Promotion über Probleme des Neukantianismus.

Als Journalist bei der Friedenszeitung „Deutsche Volkszeitung" Düsseldorf und Lehrbeauftragter für Philosophie und Geschichte an der Fachhochschule Wirtschaft Düsseldorf. Freiberuflicher Publizist.

Ausbildung Gestalttherapie/Integrative Therapie bei Prof. Dr. Hilarion Petzold; Graduierung am Fritz-Perls-Institut Düsseldorf/Hückeswagen. Ausbildung in Systemischer Paartherapie bei Dr. Hans Jellouschek/Tübingen.

Seit 1992 Einzel-, Paar- und Gruppentherapeut am „Dr.-Max-Otto-Bruker-Haus" in Lahnstein. Lehrtherapeut an der „Europäischen Akademie für psychosoziale Gesundheit und Kreativitätsförderung" in Hückeswagen. Autor zahlreicher Bücher. Vortragsreisen in Deutschland, Österreich, Schweiz.

Die Künstlerin:
Andrea Montermann

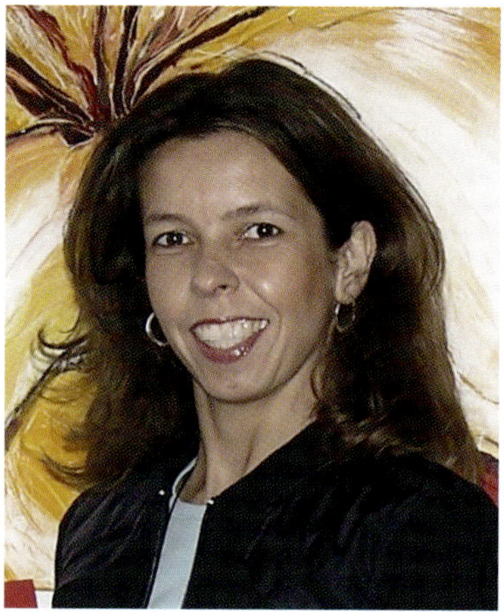

Geboren 1969, Staatl. Glasfachschule Rheinbach; Ausbildung zur Technischen Assistentin in der Fachrichtung Gestaltung, Fachabitur für Gestaltung, Studium für Kommunikationsdesign mit den Schwerpunkten Illustration, Freie Grafik, Akt und Werbung an der Fachhochschule Rheinland-Pfalz, Mainz.

Seit 1995 freischaffend tätig als Grafik-Designerin und Künstlerin für mittelständische Unternehmen, Banken, öffentliche Institutionen, Verbände, Kultur-und Touristik-Unternehmen, internationale Bike-Branche, Architekten, Musiker & Künstler sowie Kunst- und Buchverlage.

Kunstausstellungen und Projekte

- seit 1994 Teilnahme an diversen Gruppenausstellungen innerhalb Deutschlands
- von 1997–2004 regelmäßige „FOK Art"- Ausstellungen, gemeinsam mit dem Bildhauer Peter Mittler († 2004) Eifelmuseum Genovevaburg Mayen, Mendiger Cafehaus, Sparkasse Koblenz
- 2004 Ausstellung Galerie Augentrost, Düsseldorf
- 2005 Ausstellung Dresdner Bank, Andernach
- Diverse Arbeitsaufenthalte und Auseinandersetzung zum Thema „Expressive Emotionen" in Frankreich/St.Tropez, Irland/Ballinskelligs und Korsika
- 2004 Beschäftigung mit dem Thema „Artmanagement" bei Kathrein Weinhold, Berlin
- seit 2005 weitere Studien an der Europäischen Kunstakademie Trier
- seit 2005 Gründung des eigenen Kunst-Labels „AndyMo - Explosive 88"
- Buchillustrationen „Zeit für Zärtlichkeit" und „Der Zauber der Wandlung - HARRY POTTER oder das Abenteuer der Ichwerdung", Dr. phil. Mathias Jung
- Illustrationen zum Projekt „Wie wird man Indianerhäuptling?", Resi Barzen
- Erstellung von Kunstkarteneditionen für den Kunstverlag Maria Laach
- Zahlreiche Titelbilder, Illustrationen, CD-Cover-Designs für Buch- und Musik-Verlage
- Konzeptionelle künstlerische Corporate Designs, z. B. für den Joseph-Breitbach-Preis 2006, Kulturamt Koblenz, Stiftung Joseph-Breitbach, Akademie der Wissenschaften und Literatur Mainz

www.Andrea-Montermann-Design.de
info@andrea-montermann-design.de

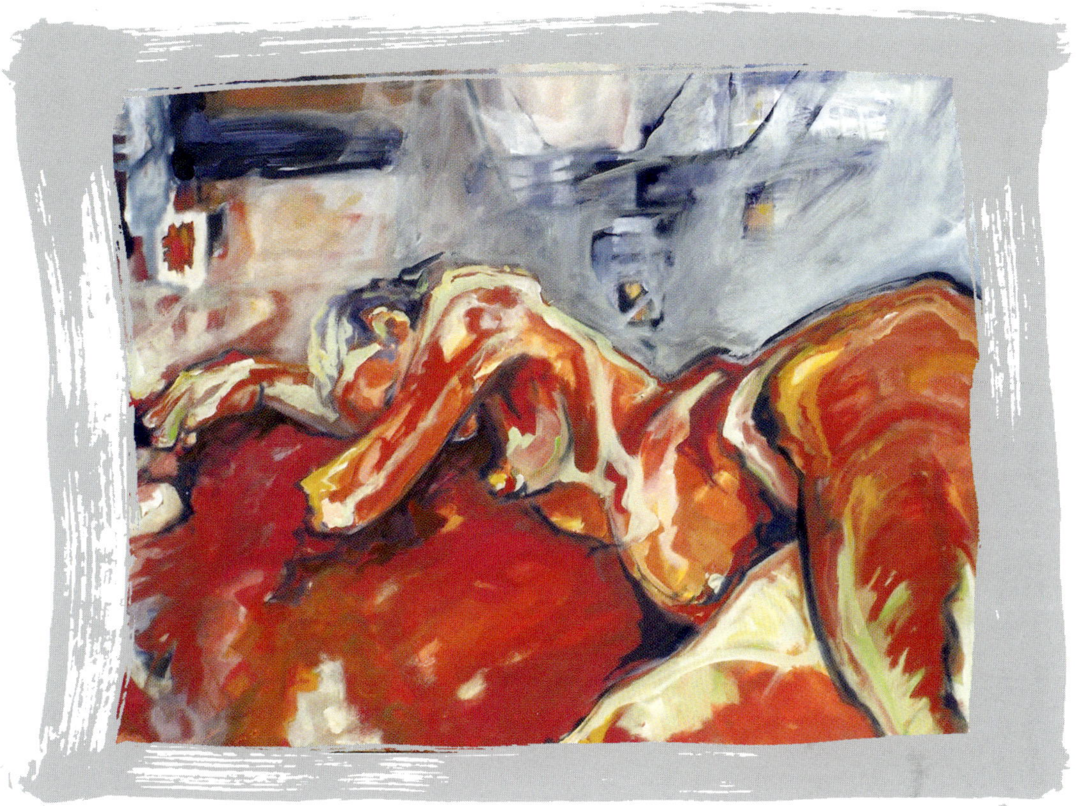

Ein Verlag, ein Haus, eine Philosophie.

Millionen Bundesbürger kannten den kämpferischen Ganzheitsarzt Dr.-Max Otto Bruker (1909–2001) aus dem Fernsehen, aus Vorträgen, durch den „Mundfunk“ überzeugter Patienten. Vor allem lesen sie aber die rund 30 Bücher des schwäbischen Humanisten und Seelenarztes. Mit einer Gesamtauflage von über drei Millionen Exemplaren ist Max-Otto Bruker der wohl bedeutendste medizinische Erfolgsautor im deutschsprachigen Raum. Der – in der Nachfolge des Schweizer Reformarztes Bircher-Benner scherzhaft „Deutschlands Vollwertpapst“ genannte – Massenaufklärer, langjährige Klinikchef und Ernährungsspezialist lehrt zwei fundamentale Erkenntnisse Patienten wie Gesunden: Der Mensch wird krank, weil er sich falsch ernährt. Der Mensch wird krank, weil er falsch lebt.

Hinter den Erfolgstiteln des emu-Verlages steht ein bedeutender Forscher und Arzt, eine Bewegung, ein Haus und tausende Schülerinnen und Schüler. 1994 wurde das „Dr.-Max-Otto-Bruker Haus“, das Zentrum für Gesundheit und ganzheitliche Lebensweise, auf der Lahnhöhe in Lahnstein bei Koblenz bezogen. Es stellt die äußere Krönung des Brukerschen Lebenswerkes dar: Der lichte Bau mit seinem Grasdach, den Sonnenkollektoren und den Wasserrecyclinganlagen, seinen Seminarräumen, dem Foyer mit der Glaskuppel und dem liebevollen Biogarten ist als Treffpunkt für all jene konzipiert, denen körperliche und seelische Gesundheit, ökologische und spirituelle Harmonie Herzensbedürfnis und Sehnsucht sind.

Hinter dem eleganten Halbmondkorpus mit dem markanten Grasdach verbirgt sich eine Begegnungsstätte für Gesundheitsbewusste, Seminarteilnehmer, Trost-, Ruhe- und Anregungsbedürftige.

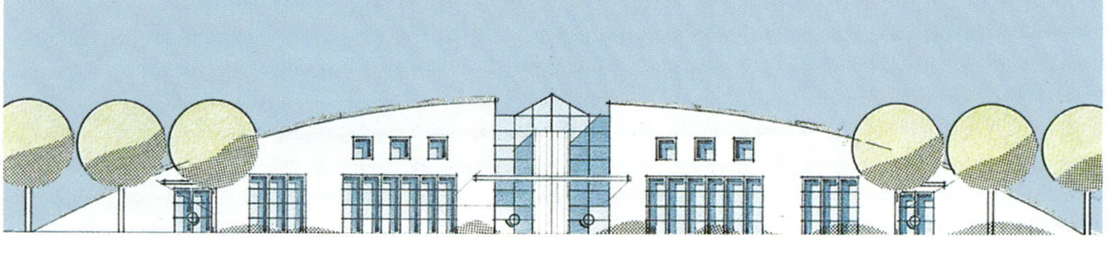

Das Dr.-Max-Otto-Bruker-Haus

Feste Termine:

Jeden Montag, 18.30 Uhr: Vortrag Ilse Gutjahr-Jung: Theorie und Praxis der vitalstoffreichen Vollwertkost.
Jeden Dienstag, 18.30 Uhr: Vortrag Dr. phil. Mathias Jung (Lebenshilfe und Philosophie)
Jeden Mittwoch, 10.30 Uhr: Fragestunde mit Dr. Birmanns (Ärztlicher Rat aus ganzheitlicher Sicht)

Ausbildung Gesundheitsberater/in GGB
Lebensberatung/Frauen-, Männer- und Paargruppen

Die vitalstoffreiche Vollwertkost hat ihre Verbreitung, auch im klinischen Bereich, durch die unermüdliche Information und praktische Durchführung von Dr. M. O. Bruker gefunden. Um die Erkenntnisse gesunder Lebensführung und die durch falsche Ernährung provozierte Krankheitslawine ins öffentliche Bewusstsein zu rücken, bildet die von ihm 1978 gegründete „Gesellschaft für Gesundheitsberatung GGB e.V." Gesundheitsberaterinnen und Gesundheitsberater GGB aus. Über 4000 Frauen und Männer haben bislang die berufsbegleitende Ausbildung bestanden und wirken in Volkshochschulen, Bioläden, Lehrküchen, Krankenhäusern, ärztlichen Praxen, Krankenversicherungen und ähnlichen Bereichen.

Auf der Lahnhöhe erhalten sie durch das GGB-Expertenteam nicht nur eine sorgfältige Grundlagenausbildung über die vitalstoffreiche Vollwerternährung und den Krankmacher der „entnatürlichten" (denaturierten) Zivilisationsernährung (raffinierter Fabrikzucker, Auszugsmehle, fabrikatorische Öle und Fette, tierisches Eiweiß usw.), sondern gewinnen auch Einblick in die leibseelischen Zusammenhänge der Krankheiten.

Anfragen zur Gesundheitsberater-Ausbildung wie zu den Selbsterfahrungsgruppen, Lebensberatung, Paartherapie und Psychotherapie bei Dr. Mathias Jung und weiteren Tages- und Wochenendseminaren sowie Einzelberatung sind zu richten an die
Gesellschaft für Gesundheitsberatung GGB e.V.,
Dr.-Max-Otto-Bruker-Str. 3,
56112 Lahnstein,
Tel.: 02621/917010, 917017, 917018, Fax:-02621/917033,
E-Mail: seminare@ggb-lahnstein.de,
Internet: www.ggb-lahnstein.de

Fordern Sie ebenfalls ein kostenloses Probe-Exemplar der Zeitschrift „Der Gesundheitsberater" an.

Von Dr. Jung sind im emu-Verlag bisher in der „blauen Reihe“ erschienen:

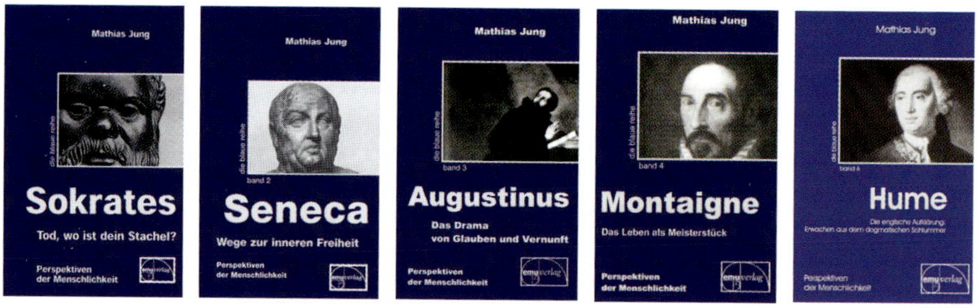

Von Dr. Jung sind im emu-Verlag bisher in der „roten Reihe“ erschienen:

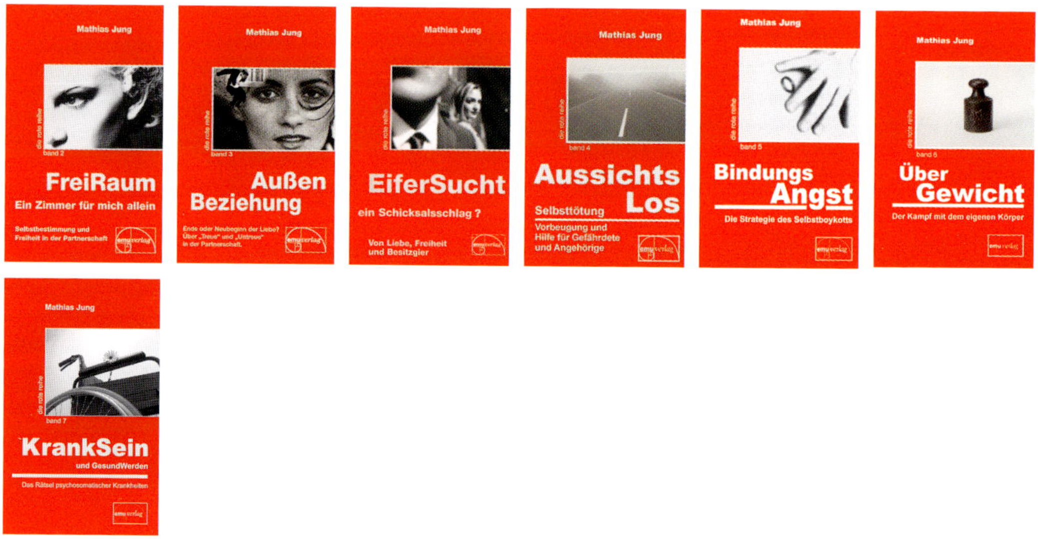

Von Dr. Jung sind im emu-Verlag bisher in der „gelben Reihe“ erschienen:

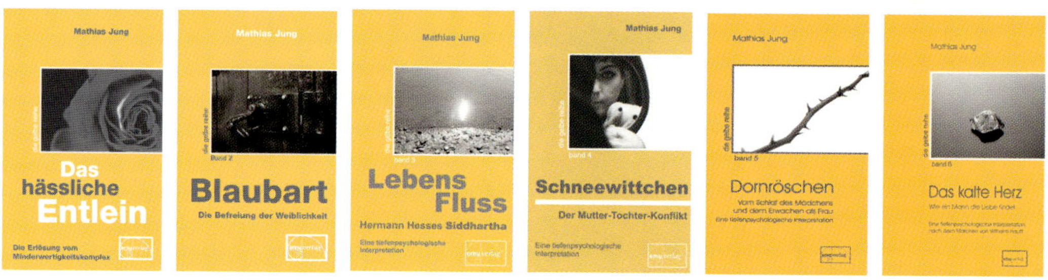

Von Dr. Jung sind im emu-Verlag bisher in der Sprechstunden-Reihe erschienen:

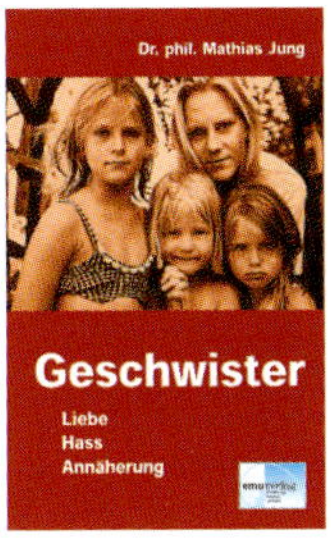

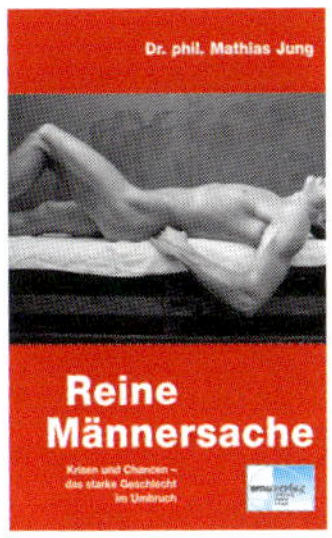

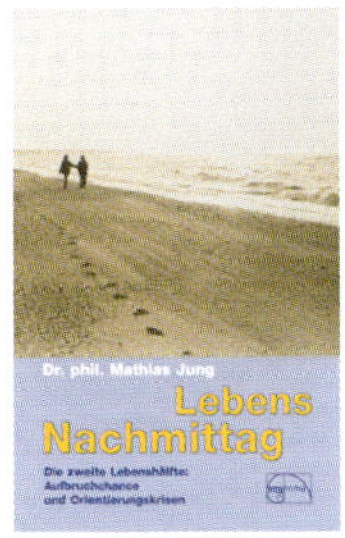

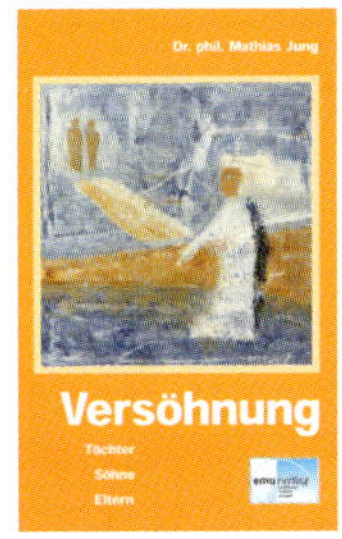

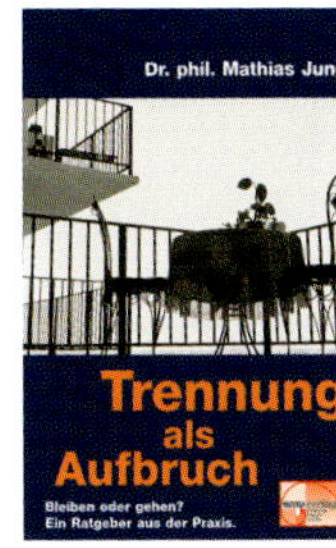

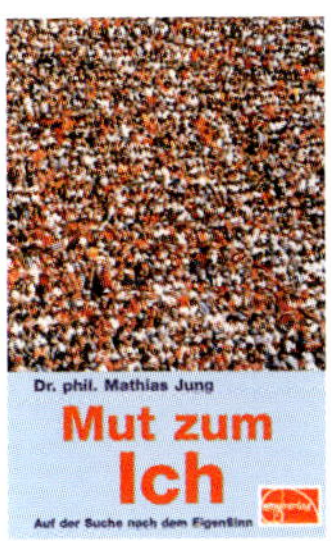

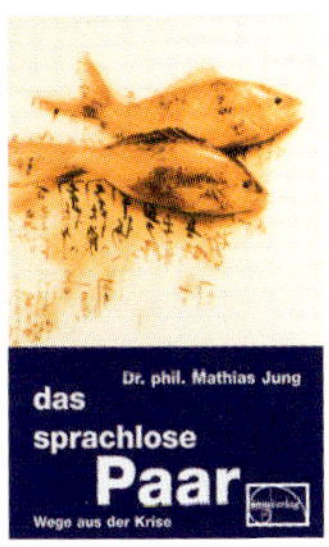

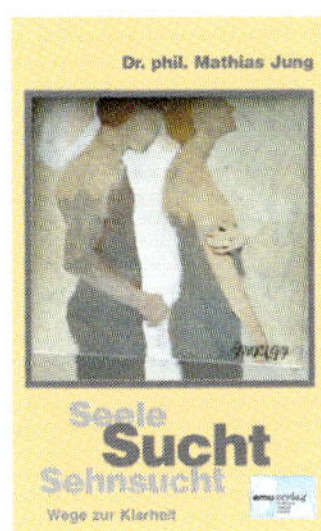

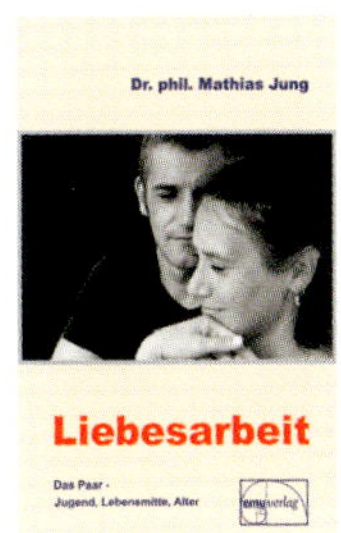

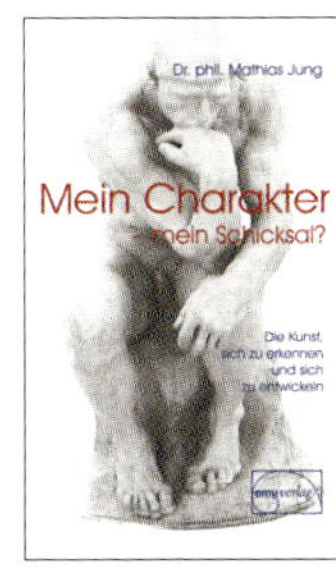

Von Dr. Jung sind in Zusammenarbeit mit Andrea Montermann (Illustrationen) folgende Titel erschienen:

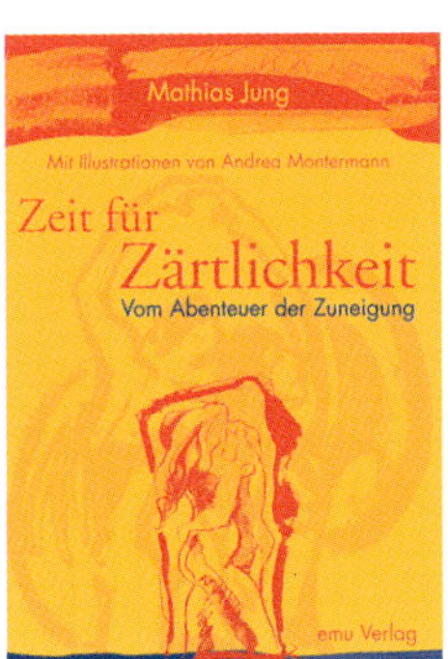

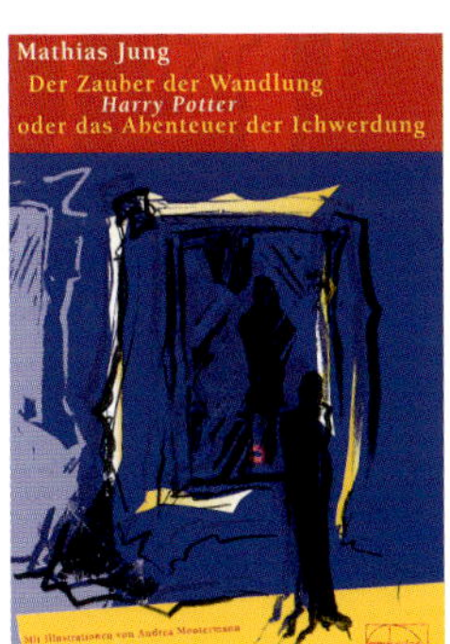

Von Dr. Jung ist folgende Bibelinterpretation erschienen:

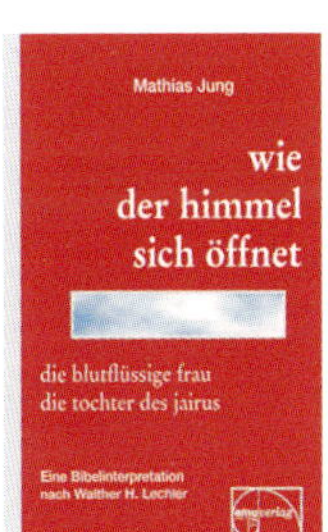

Von Dr. Jung sind im emu-Verlag folgende Vorträge als Audiokassetten erschienen:

Lebensberatung

- Mein Charakter – mein Schicksal?
- Depression als Chance
- Das Verdrängte in unserer Seele
- Die Wunde der Ungeliebten
- Das Nein in der Liebe
- Was ist der Sinn des Lebens?
- Meine Sprache – meine Seele
- Söhne brauchen Väter
- Krankheit als Kränkung und Anpassung
- Eifersucht – ein Schicksalsschlag?
- Der Mann – ein emotionales Sparschwein
- Geschwisterliebe – Geschwisterrivalität
- Verlassen und verlassen werden
- Neurodermitis – Fehlernährter Körper – Aufgekratzte Seele
- Das sprachlose Paar
- Zweite Lebenshälfte – Endlichkeit und Aufbruch
- Das Drama der Trennung
- Ein Zimmer für mich
- Mut zur Angst
- Sexualität – Lust und Last
- Außenbeziehung – Krise oder Chance
- Liebesverträge in der Beziehung
- Lob der Einsamkeit
- Aggressionen unter Liebenden
- Mehr Zeit für mich
- Alkoholkrank: Der Betroffene und seine Familie
- Lebensbedingte Krankheiten nach Dr. M. O. Bruker
- Meditation: Freude – Angst – Hoffnung
- Alter und Tod. Rätsel der Natur
- Verzeihen und Versöhnen
- Frieden mit den Eltern
- Das Paar im Wandel: Jugend, Mitte, Alter
- Sexueller Missbrauch
- Seele – Sucht – Sehnsucht
- Organtransplantation – Sterben auf Bestellung?
- Humor und Zärtlichkeit
- Suizid – der Betroffene und die Angehörigen
- Übergewicht – der Kampf mit dem eigenen Körper
- Das Rätsel psychosomatischer Krankheiten

Märchen

- Der kleine Prinz – mein verschüttetes Ich
- Froschkönig – Glück und Zähneklappern der Liebe
- Das verletzte Kind in mir oder Hans mein Igel
- Sein und Schein oder Des Kaisers neue Kleider
- Schneewittchen oder Das Drama des Neides
- Siddharta: das Rätsel des Lebens
- Eisenhans oder Wie ein Mann ein Mann wird
- Das tapfere Schneiderlein oder Mut zum Leben
- Eigensinn oder Die Möwe Jonathan
- Elternablösung – Hänsel und Gretel
- Außenseiter – Das hässliche Entlein
- Befreiung der Weiblichkeit – Das Märchen Blaubart
- Tödliches Schweigen – Der Fischer und seine Frau
- Schneewittchen – der Mutter-Tochter-Konflikt
- Dornröschen – Das Erwachen zur Frau
- Das kalte Herz – ein Männermärchen

Philosophie

- Sokrates oder Die Norm meines Gewissens
- Seneca oder Die Freude des Augenblicks
- Augustinus oder Der Zwiespalt
- Giordano Bruno oder Die neue Welt
- Montaigne oder Das Leben als Meisterstück
- Descartes oder Der Januskopf der Wissenschaft
- Spinoza oder Das Abenteuer der Diesseitigkeit
- Hobbes oder Die Zähmung der Bestie Mensch
- Leibniz oder Die Beste aller Welten
- Hume oder Das Ende des dogmatischen Schlummers
- Voltaire oder Die Waffe des Geistes
- Kant oder Die Mündigkeit
- Hegel oder Der Fortschritt
- Feuerbach oder Die Sache mit Gott
- Marx oder Die Entfremdung des Menschen
- Schopenhauer oder Die Qual des Seins
- Nietzsche oder Die Hymne auf das Leben
- Heidegger oder Die Angst
- Jaspers oder Die Weltphilosophie
- Hannah Arendt oder Vom tätigen Leben
- Bloch oder Das Prinzip Hoffnung
- Popper oder Die offene Gesellschaft
- Sartre oder Die Freiheit

Literatur

- Lessing – die Toleranz
- Wieland – die Aufklärung
- Goethe – Dichtung und Wahrheit
- Schiller – der Atem der Freiheit
- Jean Paul – Humor und Menschenliebe
- Hölderlin – Griechenland mit der Seele suchen
- Kleist – die Zerrissenheit des Menschen
- Novalis – die blaue Blume der Romantik